Pathogene Mikroorganismen
Zoonosen
**Band I:
Bakterielle Erreger von Infektionen
und Intoxikationen**

Pathogene Mikroorganismen

Zoonosen

Band I: Bakterielle Erreger von Infektionen und Intoxikationen

W. Heeschen

BEHR'S...VERLAG

Bibliographische Information der Deutschen Nationalbibliothek
Die Deutsche Nationalbibliothek verzeichnet diese Publikation in der Deutschen Nationalbibliografie; detaillierte bibliografische Daten sind im Internet über http://dnb.d-nb.de abrufbar.

ISBN 978-3-89947-830-3

© B. Behr's Verlag GmbH & Co. KG • Averhoffstraße 10 • 22085 Hamburg
Tel. 0049 / 40 / 22 70 08-0 • Fax 0049 / 40 / 220 10 91
E-Mail: info@behrs.de • homepage: http://www.behrs.de
2. komplett überarbeitete Auflage 2012

Satz: Die Top Partner, 85235 Unterumbach

Alle Rechte – auch der auszugsweisen Wiedergabe – vorbehalten. Herausgeber und Verlag haben das Werk mit Sorgfalt zusammengestellt. Für etwaige sachliche oder drucktechnische Fehler kann jedoch keine Haftung übernommen werden.

Geschützte Warennamen (Marken) werden nicht besonders kenntlich gemacht. Aus dem Fehlen eines solchen Hinweises kann nicht geschlossen werden, dass es sich um einen freien Warennamen handelt.

Vorwort zur ersten Auflage

Nach Angaben der Weltgesundheitsorganisation (WHO) sterben weltweit rund zwei Millionen Menschen jährlich durch „verdorbene" Lebensmittel. Selbst in Deutschland mit einem hohen lebensmittelhygienischen Standard werden jedes Jahr rund 200.000 lebensmittelbedingte Erkrankungen gemeldet. Bei der Interpretation dieser Zahlen ist jedoch davon auszugehen, dass die tatsächliche Erkrankungshäufigkeit um einen Faktor von 10 bis 20 höher liegen dürfte. Die Kosten, die dem Gesundheitswesen allein durch Salmonellenerkrankungen entstehen, hat die Europäische Union auf mehr als drei Milliarden Euro jährlich beziffert. Aus diesen Zahlen wird deutlich, dass stoffliche Lebensmittelrisiken wie Dioxin- oder Acrylamidbelastungen zwar in der öffentlichen Wahrnehmung dominieren, es jedoch unter praktischen Verhältnissen die mikrobiellen Risiken sind, die für die Gesundheit eine größere Bedeutung haben.

Anlässlich des fünften Weltkongresses über Lebensmittelinfektionen und -intoxikationen beim Bundesinstitut für Risikobewertung (BfR) in Berlin im Juni 2004 wurde deutlich, dass diese Erkrankungen einschließlich der Zoonosen ein globales Problem darstellen, das nur durch international einheitliche und hohe Maßstäbe an die hygienische Qualität der Lebensmittel und der gesamten Nahrungskette beherrscht werden kann. Allein durch ein international abgestimmtes Vorgehen kann verhindert werden, dass „neue Erreger an Bedeutung gewinnen oder regional ausgerottete Krankheiten wieder aufleben".

Lebensmittelinfektionen und -intoxikationen sind ein globales Problem. In der Analyse der Situation wird jedoch deutlich, dass in den Ländern der Europäischen Union, in Japan, Australien und in den USA andere Probleme vorliegen als in asiatischen oder afrikanischen Ländern. Die Globalisierung und der zunehmende internationale Reiseverkehr haben aber gezeigt, wie wichtig eine Vernetzung globaler und regionaler Probleme ist. Hinzu kommt, dass sich der Begriff der Lebensmittelhygiene nicht allein auf die gesundheitliche Unbedenklichkeit („Sicherheit") der Lebensmittel bezieht, sondern zunehmend vom Verbraucher auch deren „Eignung zum Verzehr" in Betracht gezogen wird.

Zur Bekämpfung bzw. Beherrschung lebensmittelbedingter Infektions- und Intoxikationskrankheiten wurden in den letzten Jahren neue Konzepte und Werkzeuge entwickelt. Zu nennen sind die Risikoanalyse mit den Elementen der Risikobewertung, des Risikomanagements und der Risikokommunikation, das HACCP-Konzept als ein Werkzeug des Risikomanagements in der Verantwortung der Lebens-

Vorwort

mittelwirtschaft sowie die Einbeziehung der gesamten Nahrungskette von der Erzeugung bis zum Verzehr. Diese häufig auch als „Paradigmenwechsel" charakterisierte Neuorientierung der Lebensmittelhygiene wird auch in den EU-Verordnungen zur Lebensmittelhygiene („Hygienepaket") deutlich, die am 01. Januar 2006 in Kraft traten und für die Lebensmittelwirtschaft ein Umdenken und erhebliche Herausforderungen bedeuten.

Vor diesem kurz skizzierten Hintergrund erschien es sinnvoll, eine praxisbezogene und systematisierte Darstellung der wichtigsten Bakterien, Viren und Parasiten, die als Erreger von Zoonosen und lebensmittelbedingten Erkrankungen bedeutsam sind, zu entwickeln mit der Zielsetzung, der Lebensmittelwirtschaft eine schnelle Information über das breite Spektrum der global und regional in Betracht kommenden Keime und ihrer Toxine zu ermöglichen. Zwar finden sich in der internationalen Literatur, in Lehrbüchern der medizinischen und veterinärmedizinischen Mikrobiologie und Hygiene sowie auf den Internetseiten nationaler und internationaler Institutionen bereits umfangreiche Beschreibungen der Zoonosen und lebensmittelbedingten Erkrankungen einschließlich ihrer Erreger. Der Zugang zu diesen Informationen erfordert jedoch häufig ein kritisches Suchen, und nicht in allen Fällen sind die Voraussetzungen gegeben, um eine rasche Information zum jeweiligen „Problemkeim" zu erhalten.

Die hier vorgelegten Kurzdarstellungen der wichtigsten Bakterien, Viren und Parasiten sollen den Zugang zu den wichtigsten Informationen über die Erreger und Erkrankungen erleichtern und durch die weitgehend einheitliche Gliederung der Einzelkapitel die Übersichtlichkeit erleichtern.

Nach einem Einleitungskapitel zur Bedeutung, Situation und Kontrolle lebensmittelbedingter Erkrankungen werden die bakteriellen Erreger von Lebensmittelinfektionen und -intoxikationen, durch Lebensmittel übertragene human pathogene Viren, Parasiten, Prionen als Erreger übertragbarer spongiformer Enzephalopathien sowie Giftstoffe in Muscheln und Fischen abgehandelt.

Die Gliederung der Einzelkapitel folgt dabei – soweit zweckmäßig – dem gleichen System: Nach einer Kurzdarstellung der Erreger werden Reservoir, Infektionswege, Vorkommen, Inkubationszeit und Dauer der Ansteckungsfähigkeit, Krankheitsbild, Diagnostik beim Menschen, Nachweis in Lebensmitteln, Therapie, Präventiv- und Bekämpfungsmaßnahmen sowie Maßnahmen/Meldepflicht nach dem Infektionsschutzgesetz bzw. tierseuchenrechtlichen Regelungen behandelt. Neben allgemeinen Literaturhinweisen und Fundstellen im Kapitel 1.8 finden sich weitere ausgewählte (spezielle) Informationsquellen im Anschluss an die Einzeldarstellungen.

Aufgrund der weitgehend einheitlichen Gliederung der vergleichsweise kurzen Einzelkapitel wurde auf ein zusätzliches Stichwortverzeichnis verzichtet. Die Orientierung dürfte jedoch über das ausführliche Inhaltsverzeichnis rasch und ohne Schwierigkeiten möglich sein.

Verlag und Verfasser hoffen, mit diesem Büchlein für die Lebensmittelwirtschaft, den interessierten Verbraucher und auch die Lebensmittelüberwachung eine Informationsquelle zur Verfügung zu stellen, die ausführlichere Darstellungen nicht ersetzen soll, jedoch im Einzelfall einen raschen und informativen Zugang ermöglicht.

Kiel, im August 2005

Walther Heeschen

Vorwort zur zweiten Auflage

Fünf Jahre nach dem Erscheinen der ersten Auflage war eine Neubearbeitung angezeigt. Hierfür sind eine Reihe wichtiger Gründe zu nennen:

1. Die zum 01. Januar 2006 in Kraft getretenen EG-Verordnungen des „Hygienepakets" sowie die hierzu ergangenen „Leitliniendokumente'" mussten ebenso wie die ergänzenden nationalen Regelungen Berücksichtigung finden.

2. Die Verordnung (EG) Nr. 2073/2005 über Mikrobiologische Kriterien mit der Unterscheidung von Lebensmittelsicherheits- und Prozesshygienekriterien zeigt erste Ansätze einer „Risikoorientierung" der Untersuchung und gibt neben den Referenzverfahren für die Untersuchung auch die Probennahmepläne und die Stufe, zu der das Kriterium gilt, an.

3. Neue und/oder modernisierte Erfassungssysteme haben zuverlässige Daten zum Vorkommen und zur Epidemiologie der Erreger ergeben.

4. Die Beschreibung der Erreger, ihr Verhalten und (teilweise) die Nomenklatur machten eine Aktualisierung erforderlich.

5. Erkenntnisse über neue Erreger und Krankheitsbilder (z. B. MRSA, *Cronobacter* sp., besondere Formen des Botulismus, virusassoziierte Erkrankungen *Escherichia coli* Nicht-O157, insbesondere der Serotyp O104:H4) waren zu berücksichtigen.

Aus praktischen Gründen und auf Wunsch des Verlages erfolgt eine Unterteilung in zwei Bände:

I. Bakterielle Erreger von Infektionen und Intoxikationen und

II. Virusinfektionen, Parasitosen, Prionen sowie Giftstoffe in Muscheln und Fischen.

Wie bereits im Vorwort zur ersten Auflage zum Ausdruck gebracht: Die hier gewählte Form der Darstellung soll eingehendere Studien nicht ersetzen, jedoch der Lebensmittelwirtschaft, interessierten Verbrauchern und auch der Praxis der Lebensmittelüberwachung einen raschen und informativen Zugang ermöglichen.

Kiel, im November 2011

Walther Heeschen

Autor

Prof. Dr. Walther Heeschen

Studium der Veterinärmedizin an der Tierärztlichen Hochschule in Hannover; Fachtierarztanerkennungen für Lebensmittelhygiene sowie Pharmakologie und Toxikologie; ehemaliger Leiter (Direktor und Professor) der Bundesanstalt für Milchforschung in Kiel mit den Forschungsschwerpunkten Milchtierkrankheiten, Rückstände und Kontaminanten in der Nahrungskette sowie Krankheits- und Verderbniserreger in Lebensmitteln; Honorarprofessor für Lebensmittelhygiene und Angewandtes Lebensmittelrecht an der Universität in Kiel; Habilitation und apl. Professor für Lebensmittelhygiene an der Freien Universität in Berlin; langjährige Mitarbeit in internationalen Organisationen wie Codex Alimentarius, WHO/FAO und dem Internationalen Milchwirtschaftsverband (IDF/IMV) sowie als Sachverständiger in nationalen und EU-Gremien; Mitglied (mit ehemals zahlreichen Leitungsfunktionen) in nationalen und internationalen wissenschaftlichen Gesellschaften; Consultant für Lebensmittelhygiene und Angewandtes Lebensmittelrecht; Wissenschaftliche Redaktion der Zeitschriften „Milchwissenschaft/Milk Science International" und „Food & Hygiene".

Inhaltsverzeichnis

	Vorwort zur ersten Auflage	5
	Vorwort zur zweiten Auflage	7
	Autor	9
1	**Lebensmittelassoziierte Erkrankungen – Bedeutung, Situation und Kontrolle –**	**13**
1.1	Sozio-ökonomische Bedeutung	13
1.2	Die wichtigsten Erreger	14
1.3	Lebensmittelbedingte Erkrankungen in globalen Märkten	15
1.4	Situation lebensmittelbedingter Erkrankungen	17
1.4.1	Bundesrepublik Deutschland	17
1.4.2	Europäische Union (Schnellwarnsystem)	24
1.5	Trends und Ursachen von Zoonosen in der EU	26
1.6	Gesetzliche Grundlagen	27
1.6.1	Lebensmittelrecht	27
1.6.2	Infektionsschutzgesetz (IfSG)	31
1.6.3	Tierseuchenrechtliche Vorschriften	31
1.6.4	Überwachung von Zoonosen und Zoonoseerregern	32
1.7	Mikrobiologische Normen und Kriterien für Lebensmittel tierischer Herkunft	33
2	**Bakterielle Erreger von Lebensmittelinfektionen**	**37**
2.1	Gramnegative Bakterien	37
2.1.1	*Salmonella* spp. – Salmonellosen	37
2.1.2	*Campylobacter* spp. – Campylobakteriosen	47
2.1.3	*Arcobacter* spp. – *Arcobacter*-Infektionen	54
2.1.4	Enterovirulente *Escherichia* coli	57
2.1.5	*Shigella* spp. – Shigellenruhr	74
2.1.6	*Yersinia* spp. – intestinale Yersiniose	81
2.1.7	*Vibrio* spp. – Vibrionenerkrankungen und Cholera	87
2.1.8	*Cronobacter* sp. in Säuglingsnahrung	92
2.1.9	*Legionella* spp. – Legionellose	97

2.1.10	*Mycobacterium avium* ssp. *paratuberculosis* – Paratuberkulose (und Morbus Crohn?)	103
2.1.11	*Brucella* spp. – Brucellose	113
2.1.12	*Francisella tularensis* – Tularämie, „Hasenpest"	118
2.1.13	*Coxiella burnetii* – Q-Fieber	122
2.2	Grampositive Bakterien	129
2.2.1	*Listeria monocytogenes* – Listeriose	129
3	**Lebensmittelintoxikationen**	**139**
3.1	*Staphylococcus aureus* – Infektion und Intoxikation	139
3.2	*Clostridium botulinum* – Botulismus (einschl. von infantilem und viszeralem Botulismus)	152
3.3	*Clostridium perfringens* – Infektion und Intoxikation	159
3.4	*Bacillus cereus* – Infektion und Intoxikation	162

1 Lebensmittelassoziierte Erkrankungen
– Bedeutung, Situation und Kontrolle –

Stoffliche Lebensmittelrisiken wie Dioxin-, PCB-, Pestizid- oder Acrylamidbelastungen haben in der öffentlichen Wahrnehmung einen hohen Stellenwert. Es sind jedoch im Regelfall die mikrobiologischen/biologischen Risiken, die für die Gesundheit des Verbrauchers von größerer Bedeutung sind. Lebensmittelinfektionen und -intoxikationen und durch ein- und mehrzellige Parasiten verursachte Erkrankungen sind zudem ein globales Problem und der weltweite Handel mit Lebensmitteln und die Veränderungen des heimischen Speisezettels bergen neue Risiken mit altbekannten Erregern und bereits als besiegt angesehene Krankheiten können wieder aufflammen.

1.1 Sozio-ökonomische Bedeutung

Nach Angaben der **Weltgesundheitsorganisation** (WHO) sterben jährlich mehr als zwei Millionen Menschen weltweit an Durchfallserkrankungen, die zum wesentlichen Teil lebensmittelbedingt („assoziiert") sind. Die meisten dieser Erkrankungen treten in Entwicklungs- und Schwellenländern auf. Das volle Ausmaß der Belastungen und Kosten durch „nicht sichere" Lebensmittel ist weitgehend unbekannt. Im Jahr 2006 hat die WHO-Abteilung über Lebensmittelsicherheit und Zoonosen (FOS) eine Initiative zur Abschätzung der globalen Belastung durch lebensmittelassoziierte Erkrankungen (**Foodborne Disease Burden Epidemiology Reference Group oder FERG**) im Sinne eines strategischen Konzeptes entwickelt. Bis 2013 soll durch diese Gruppe ein globaler Bericht bzw. Atlas über alle bedeutsamen durch Lebensmittel verursachten Erkrankungen erstellt werden. Ergänzend zu dieser Initiative haben im Jahr 2007 über 50 Länder die „**Peking-Deklaration zur Lebensmittelsicherheit**" angenommen. Hiernach sollen alle Länder ihre Maßnahmen zur Lebensmittelsicherheit auf wissenschaftlicher Basis unter Berücksichtigung der Risikoanalyse entwickeln. Die Aktivitäten des Codex Alimentarius von WHO/FAO sind hierfür eine wichtige Grundlage.

Die **Kosten**, die dem Gesundheitswesen in **Europa** allein durch Salmonelleninfektionen verursacht werden, beziffert die Europäische Union auf drei Milliarden Euro pro Jahr. In den **USA** wurden vor etwa 10 Jahren pro Jahr 76 Millionen lebensmittelbedingte Erkrankungen, 325.000 Krankenhausaufenthalte und etwa

5.000 Todesfälle registriert. Die jährlichen Kosten, verursacht durch die wichtigsten durch Lebensmittel übertragenen Krankheitserreger (*Campylobacter jejuni*, *Clostridium perfringens*, *Escherichia coli* O157:H7, *Listeria monocytogenes*, *Salmonella* spp., *Staphylococcus aureus* und *Toxoplasma gondii*), werden in den USA je nach Berechnungsweise zwischen 6,5 bis 13,3 und 19,7 bis 34,9 Milliarden US-Dollar angegeben. Die in den letzten Jahren vermehrt aufgetretenen und durch lebensmittelassoziierte Viren verursachten Erkrankungen sind in diesen Berechnungen nur bedingt enthalten.

Eine Studie der **Europäischen Union** mit Berücksichtigung von lediglich vier wichtigen Krankheitserregern (*Salmonella* spp., *Campylobacter* spp., *Listeria monocytogenes* und *Escherichia coli* O157:H7) hat die Mindestkosten der durch diese Erreger verursachten lebensmittelbedingten Erkrankungen auf 3,2 bis 4,4 Milliarden Euro pro Jahr hochgerechnet.

In **Kanada** werden für jeden Fall einer lebensmittelbedingten Erkrankung im Durchschnitt 1.359 Kanadische Dollar veranschlagt. Der Choleraausbruch in **Peru** im Jahr 1991 hat einen Gesamtschaden in Höhe von 498 Millionen US-Dollar verursacht.

Bei der **Interpretation all dieser Berechnungen** ist zu berücksichtigen, dass eine hohe Dunkelziffer lebensmittelbedingter Infektionen und Intoxikationen vorliegt. Auch ist bedeutsam, ob ausschließlich die Kosten lebensmittelbedingter Erkrankungen „als solche" (Behandlungskosten, Krankenhausaufenthalte) oder auch die Aufwendungen des öffentlichen Sektors zur Ursachenermittlung sowie die Verluste der Lebensmittelwirtschaft und ggf. politische Folgen in die Berechnung einbezogen werden.

1.2 Die wichtigsten Erreger

Eine Gesamtübersicht der heute besonders bedeutsamen Erreger bzw. Erregergruppen lebensmittelbedingter oder -assoziierter Erkrankungen ist in der nachfolgenden Tabelle 1-1 gegeben (insgesamt beträgt die Zahl der im Zusammenhang mit lebensmittelbedingten Infektionen und Intoxikationen genannten Erreger mehrere 100):

Tab. 1-1 Die wichtigsten Erreger lebensmittelbedingter Infektionen und Intoxikationen

Campylobacter spp.	Salmonella spp.	E. coli O157:H7
Listeria monocytogenes	Clostridium perfringens	Toxoplasma gondii
Staphylococcus aureus	Clostridium botulinum	Legionella spp.
Shigella spp.	Yersinia enterocolitica	Bacillus cereus
Rickettsia burnetii	Bacillus anthracis	Vibrio spp.
Norovirus	Rotavirus	Hepatitisviren
Mycobacterium spp.	Brucella spp.	Enterobacter sakazakii
Metazoa (mehrzellige Parasiten)	Protozoa (einz. Parasiten)	BSE/TSEs (Prionen)

Bei den vorgenannten Erregern bzw. Erregergruppen handelt es sich in vielen Fällen um Erreger sogenannter Zoonosen. Hierunter werden sämtliche Krankheiten und/oder Infektionen verstanden, die zwischen Tier und Mensch übertragbar sind (Zooanthroponose (Tier-Mensch) oder Anthropozoonose (Mensch-Tier)). Zoonoseerreger beschränken sich nicht nur auf einen Wirt, sondern können bei mehreren Wirten einschließlich des Menschen eine Infektion hervorrufen. In anderen Fällen stammen die Erreger nicht direkt von Tieren bzw. Lebensmitteln. Vielmehr können letztere „Vehikel" für eine Infektion des Menschen sein (z. B. *Legionella* spp. oder *Enterobacter sakazakii*).

1.3 Lebensmittelbedingte Erkrankungen in globalen Märkten

Für die Bekämpfung von Lebensmittelinfektionen, -intoxikationen und -infestationen (durch Parasiten) gilt der Grundsatz „global denken, aber lokal angepasst handeln" (Bundesinstitut für Risikobewertung (BfR) 2004). In den Ländern der Europäischen Union, in Japan, Australien und in den USA sind die lebensmittelhygienischen Probleme anders gelagert als in asiatischen und afrikanischen Ländern. Durch die Einführung des **„Farm to fork"-Konzeptes**, das die Lebensmittelhygiene prozessbegleitend vom Futtermittel für das Tier bis zum verzehrsfertigen Lebensmittel auf dem Teller des Verbrauchers umfasst, haben sich die Risiken in den Industrieländern und damit auch in Deutschland verlagert. Während in der Verarbeitung durch hohe Hygienestandards und die Einführung des **HACCP-Konzeptes** das Gefahrenpotenzial deutlich gesunken ist, gibt es nach wie vor Pro-

1 Lebensmittelassoziierte Erkrankungen

bleme bei der Sanierung der Tierbestände. Lebensmittel liefernde Tiere können Krankheitserreger tragen, ohne selbst klinische Symptome zu zeigen. Daher wird die Belastung mit den Keimen aus der Gruppe der Zoonoseerreger, die vom Tier auf dem Menschen übertragbar sind, häufig übersehen. Geeignete Sanierungsmaßnahmen stehen häufig nicht zur Verfügung.

Neben den Lebensmittel liefernden Tieren sind aber auch die **Lagerung und die Zubereitung** sensible Bereiche in Hinblick auf spätere Lebensmittelinfektionen. Dieses belegen zahlreiche epidemiologische Untersuchungen. Kritisch sind dabei häufig unter Vakuum oder Schutzgas verpackte empfindliche Lebensmittel mit einer Haltbarkeit von mehreren Wochen. In derart verpackten Fisch- und Fleischprodukten, insbesondere in Aufschnittware, können sich während langer Lagerzeiten beispielsweise **Listerien** so stark vermehren, dass damit belastete Lebensmittel geeignet sind, Erkrankungen auszulösen. *Listeria monocytogenes* in verzehrsfertigen Lebensmitteln hat in den letzten Jahren eine besondere Bedeutung erlangt.

Ein weiterer kritischer Punkt ist die **Rekontamination** von Lebensmitteln bei der Zubereitung. Untersuchungen zur Gemeinschaftsverpflegung als Quelle von Lebensmittelinfektionen haben dargelegt, dass besonders das abendliche erneute Aufwärmen von Speisen, die für den Mittagstisch zubereitet und aufgetragen wurden, risikoreich ist. Vor allem Toxin bildende Erreger wie *Bacillus cereus* haben lebensmittelbedingte Erkrankungen ausgelöst. So stellen diese Keime gerade in Lebensmitteln, die der Verbraucher als relativ sicher einschätzt, wie Reis, Möhren oder Erbsen, eine Gefahr dar.

Mit der **Erweiterung des Europäischen Binnenmarktes** können Krankheiten erneut aufflammen, die in der „EU 15" bereits als weitgehend besiegt galten. Dieses gilt beispielsweise für die **Trichinellose** und in einigen Regionen der neuen Mitgliedstaaten der Europäischen Union ist die Trichinenbefallsrate von Schweinen vergleichsweise hoch. Es ist somit nicht ausgeschlossen, dass mit Trichinen kontaminiertes Schweinefleisch zum Verbraucher gelangen kann. Der Aufbau eines lückenlosen Überwachungssystems und die Sanierung der Tierbestände sind von entscheidender Bedeutung für die Risikominimierung.

Der wachsende **globale Handel mit Lebensmitteln** und die sich daraus ergebenden Veränderungen des heimischen Speisezettels bergen neue Risiken mit altbekannten Erregern. Schnittsalate, aber auch andere pflanzliche Lebensmittel, die roh verzehrt werden (z. B. Kichererbsenbrei, Mandeln), können mit Salmonellen belastet und damit eine Quelle für Lebensmittelinfektionen sein. In den Ländern

Asiens sind **Aquakulturen** häufig in Einzugsgebieten von Ballungsräumen angesiedelt. Fische und Meeresfrüchte aus diesen Regionen können deshalb durch Erreger der **Cholera oder Hepatitis A-Viren** aus Abwässern verunreinigt sein. Vor allem Shrimps, Muscheln oder Tintenfische sollten deshalb grundsätzlich nicht roh verzehrt werden. Der Wahlspruch englischer Touristen des 19. Jahrhunderts hat nach wie vor auf Reisen in Ländern mit kritischen Hygienestandards Bedeutung: „Kochen, schälen oder vergessen!" (Cook it, peel it or forget it!).

1.4 Situation lebensmittelbedingter Erkrankungen

1.4.1 Bundesrepublik Deutschland

Für die fachgerechte Interpretation der Daten sind die Kenntnis der Grundlage der veröffentlichten Daten und die Qualität der Erfassungssysteme von hoher Bedeutung. Das am 01. Januar 2001 in Kraft getretene **Infektionsschutzgesetz (IfSG)** regelt, welche Krankheiten bei Verdacht, Erkrankung oder Tod und welche labordiagnostischen Nachweise von Erregern meldepflichtig sind. Weiterhin legt das Gesetz fest, welche Angaben von den Meldepflichtigen bei der Meldung erhoben werden müssen und welche dieser Angaben vom Gesundheitsamt weiter übermittelt werden. Naturgemäß ist es bei der Meldung von Erkrankungen bzw. Erregern nicht immer möglich, auf die Ursache bzw. die Herkunft Rückschlüsse zu ziehen. Insofern sind die Meldungen im Rahmen des IfSG nur bedingt geeignet, die Situation lebensmittelbedingter Erkrankungen zu reflektieren.

Die **wichtigsten meldepflichtigen Erkrankungen** mit Weiterleitung an das Robert Koch-Institut (RKI) in Berlin und mit direktem oder indirektem Lebensmittelbezug sind (in alphabetischer Reihenfolge) Botulismus, Brucellose, *Campylobacter*-Enteritis, Cholera, *E. coli*-Enteritis, Echinokokkose, Hepatitis A, Cryptosporidiose, Listeriose, *Norovirus*-Gastroenteritis, Q-Fieber, *Rotavirus*-Erkrankung, Salmonellose, Shigellose, Toxoplasmose, Trichinellose, Tuberkulose, Yersiniose und einige andere.

Die Statistik meldepflichtiger Infektionskrankheiten wird durch das **Robert Koch-Institut (RKI)** regelmäßig im „Epidemiologischen Bulletin" veröffentlicht. Zur internationalen Einschätzung der epidemiologischen Situation werden auch regelmäßig Daten an das **Europäische Zentrum zur Krankheitskontrolle und -prävention (ECDC)** in Stockholm geliefert. Die Jahresstatistik meldepflichtiger

Infektionskrankheiten 2010 (Bundesrepublik Deutschland) ist in Tab. 1-2 zusammenfassend dargestellt:

Tab. 1-2 Erreger meldepflichtiger Krankheiten mit direktem oder indirektem Lebensmittelbezug im Jahr 2010 (Auswahl)

Erreger	Anzahl Fälle	Erreger	Anzahl Fälle
C. botulinum	0	Brucella spp.	22
Campylobacter spp.	65.527	E. coli („darmpathogen")	5.809
EHEC	921	Giardia spp.	3.968
Hepatitis A-Virus	793	Cryptosporidium	929
L. monocytogenes	384	Norovirus	171.489
S. paratyphi	57	Coxiella burnetii	191
Rotavirus	53.908	Salmonella spp.	31.197
Shigella spp.	722	Leptospira spp.	69
Trichinella	3	Yersinia spp.	3.350

Im Rahmen des IfSG werden **alle meldepflichtigen Krankheiten** (in Tab. 1-2 die zugehörigen **Erreger**) erfasst.

Das Bundesinstitut für Risikobewertung (BfR) in Berlin wertet seit 2005 Daten zu Lebensmitteln, die an Krankheitsausbrüchen beteiligt waren, aus. Der Verdacht auf einen lebensmittelbedingten Krankheitsausbruch besteht bei Erkrankungen von zwei oder mehr Personen, die im Zusammenhang mit demselben Lebensmittel aufgetreten sind. Gemäß der Allgemeinen Verwaltungsvorschrift (AVV) „Zoonosen Lebensmittelkette" übermitteln die für die Lebensmittelüberwachung zuständigen Behörden der Länder und der Bundeswehr nach Abschluss aller Untersuchungen eines lebensmittelbedingten Krankheitsausbruches Informationen über die beteiligten Lebensmittel an das BfR. Eine Zusammenstellung für das Jahr 2009 wurde im Juli 2010 vom Bundesinstitut für Risikobewertung (BfR) in Berlin veröffentlicht. Die Ergebnisse lassen sich wie folgt zusammenfassen:

- Im Berichtsjahr wurden Informationen zu **78 Krankheitsausbrüchen von 15 Bundesländern und der Bundeswehr** zur Auswertung erhalten. Die gemeldeten Ausbrüche wurden hauptsächlich durch **Salmonellen** verursacht.

1.4 Situation lebensmittelbedingter Erkrankungen

- Bei 34 an das BfR gemeldeten Ausbrüchen ließen sich die Lebensmittel als Ursache der Erkrankungen bei den Menschen bestätigen. Dabei dominierte wie in den vergangenen Jahren die Gruppe „**Fleisch, Fleischerzeugnis und Wurstwaren**". Verzehrt wurden die belasteten Lebensmittel überwiegend in der Gastronomie und in Privathaushalten.

- **Kreuzkontaminationen** (Übertragung von Mikroorganismen eines Lebensmittels auf ein anderes Lebensmittel) haben nach den Untersuchungen bei mindestens 12 Ausbrüchen eine wesentliche Rolle gespielt.

- Die **Kontamination der Lebensmittel** erfolgte durch eine Reihe von Faktoren wie

  - Handhabung von Lebensmitteln durch infizierte Personen,
  - ein unzureichender Hygieneplan,
  - die Verarbeitung von Schaleneiern und anderen kontaminierten Zutaten,
  - ungenügende Kühlung/Abkühlung der Lebensmittel,
  - unzureichende Erhitzung und
  - unzureichende HACCP-Konzepte als wesentlicher Bestandteil von Eigenkontrollkonzepten in den Lebensmittelunternehmen.

Die übermittelten Informationen deuten darauf hin, dass viele der an das BfR gemeldeten lebensmittelbedingten Krankheitsausbrüche im Jahr 2009 durch **Hygienemängel und Fehler im Temperaturmanagement** ausgelöst wurden und zwar sowohl in Privathaushalten als auch im gewerblichen Bereich. Eine geeignete Aufklärung der Verbraucher und regelmäßige Schulungen von Küchenpersonal in Gaststätten und anderen Einrichtungen der Gemeinschaftsverpflegung über den richtigen Umgang mit Lebensmitteln sind zur Vermeidung zukünftiger Ansprüche unabdingbar. Merkblätter mit Verbrauchertipps zum Schutz vor lebensmittelbedingten Infektionen im Privathaushalt sind über das BfR verfügbar.

In Tab. 1-3 sind die gemeldeten lebensmittelbedingten Ausbrüche nach Erregern aufgegliedert:

1 Lebensmittelassoziierte Erkrankungen

Tab. 1-3 Aufgliederung lebensmittelbedingter Ausbrüche nach Erregern

Erreger	Vehikel bestätigt	Vehikel nicht bestätigt	Zahl der Ausbrüche	Anteil (%)
Salmonella spp.	20	21	41	53
Norovirus	3	7	10	13
B. cereus	4	1	5	6
Campylobacter spp.	0	4	4	5
C. perfringens	1	0	1	1
C. botulinum	1	0	1	1
Histamin	1	0	1	1
VTEC	0	1	1	1
Staph.-Enterotoxin	1	0	1	1
Mehrere	3	1	4	5
Unbekannt	0	9	9	12
Gesamt	34	44	78	100

Die **Kategorien von Lebensmittelvehikeln** bei verifizierten (n = 34) lebensmittelbedingten Ausbrüchen im Jahr 2009 ergeben sich wie folgt (relativer Anteil (%) in Klammern): Fleisch, Fleischerzeugnisse und Wurstwaren (26), Fertiggerichte und zubereitete Speisen (24), feine Backwaren (12), Fischereierzeugnisse (9), Mayonnaise, FertigSoßen etc. (9), Puddinge und Desserts (6), Suppen und andere Soßen (3), Käsen und Käsezubereitungen (3), Eier und Eiprodukte (3), Getreide (3), unbekannt (3).

Nach **§ 40 LMBG sind die Bundesländer für die Lebensmittelüberwachung** zuständig. Nach EU-Recht ist die Bundesrepublik Deutschland verpflichtet, der Europäischen Kommission jährlich einen Bericht über Anzahl, Art und ggf. Beanstandungen der kontrollierten Betriebe und der im Labor untersuchten Proben zu geben. Das **BVL** stellt die von den Bundesländern übermittelten Daten zusammen und wertet sie aus.

2009 haben die amtlichen Lebensmittelkontrolleure der Bundesländer risikoorientiert 930.000 Inspektionen in rund 545.000 deutschen Betrieben durchgeführt und 387.000 Proben untersucht. Der jährliche Bericht des BVL zeigt, dass die Zahl der Beanstandungen weiter auf niedrigem Niveau liegt. Allerdings gibt es auch einzelne Bereiche, bei denen Handlungsbedarf besteht. Bei 24 % der Betriebe stellten die Lebensmittelkontrolleure Verstöße fest und leiteten entsprechende Maßnahmen ein. Die meisten Beanstandungen betrafen – wie auch schon in den Vorjahren – die Betriebshygiene und das Hygienemanagement.

Um die Transparenz der Lebensmittelüberwachung für die Verbraucher weiter zu verbessern wurde ein bundesweit verbindliches Modell zur Veröffentlichung der Kontrollergebnisse eingeführt. Ziel ist es, die zusammengefassten Kontrollergebnisse den Kunden auf gut verständliche Weise direkt in der Gaststätte, dem Lebensmittelgeschäft oder sonstigen Lebensmittelunternehmen nahe zu bringen.

Von den rund 387.000 im Jahr 2009 untersuchten Proben haben die Überwachungsbehörden **13,4 % beanstandet** und damit ungefähr so viele wie im Vorjahr. Bei den Lebensmitteln zeigten die Warengruppen Fleisch-, Wild- und Geflügel-Erzeugnisse sowie alkoholische Getränke mit 18 % jeweils die höchste Beanstandungsquote. Die Grundnahrungsmittel Milch und Milchprodukte (13,0 %), Eier und Eiprodukte (10,2 %), Getreide und Backwaren (12,1 %) sowie Obst und Gemüse (8,0 %) wiesen deutlich geringere Beanstandungsquoten auf. Ein Teil der Betriebs- und Produktkontrollen erfolgte in bundesweit koordinierten Programmen. Im Bundesweiten Überwachungsplan (BÜp) werden unter anderem gezielt jene Bereiche untersucht, die in einzelnen Ländern auffällig wurden. So soll festgestellt werden, ob es sich um ein allgemeines oder ein lokal begrenztes Problem handelt. Der Bundesweite Überwachungsplan für das Jahr 2009 hat gezeigt, dass in bestimmten Bereichen der Lebensmittelherstellung und -verteilung weiterer Handlungsbedarf besteht.

So wurde das **Hygienemanagement** bei der Herstellung und Verteilung von Speisen in Krankenhäusern untersucht. In fast allen der 414 inspizierten Krankenhausküchen war ein HACCP-Konzept vorhanden, das die Sicherheit der zubereiteten Speisen gewährleisten soll. Allerdings wurde es in etwa zehn Prozent der Fälle nicht angewandt, war unvollständig oder es wurde unzureichend dokumentiert. Die Ergebnisse des Programms zeigen, dass das Hygienemanagement in Krankenhausküchen weiterhin gezielt kontrolliert werden sollte. Dies gilt auch für die Kontrolle von kleinhandwerklichen Sushi-Betrieben. Bei 50 % der insgesamt 136 überprüften Betriebe wurden Mängel bei den HACCP-Konzepten festgestellt. In nahezu jedem fünften Betrieb wurde die Einhaltung der Kühlkette bemängelt.

In der **Gesamtheit der spezifizierten Verstöße** stehen Kennzeichnung und Aufmachung mit fast 50 % aller Proben an erster Stelle, gefolgt von mikrobiologischen Verunreinigungen, Verstößen in der Zusammensetzung und andere Verunreinigungen. Die genauen Zahlen über lebensmittelbedingte Infektionen und Into-

1 Lebensmittelassoziierte Erkrankungen

xikationen sind dem vorliegenden Bericht allerdings nicht zu entnehmen. Hinweise auf mögliche Risiken ergeben sich jedoch aus dem mitgeteilten Prozentsatz „mikrobiologische Verunreinigungen", der sich über die Jahre in einer Größenordnung von 15 % bewegt.

Bei der **Interpretation der Ergebnisse** ist zu beachten, dass die Kontrollen in Betrieben und die Entnahme von Proben im Rahmen der Lebensmittelüberwachung risikoorientiert und häufig gezielt erfolgten. Die Zahl der Beanstandungen ist deshalb nicht repräsentativ für das Marktangebot. Trotz gewisser Einschränkungen ergeben sich aus den Daten aber doch gute Hinweise zum Status der Lebensmittelüberwachung in Deutschland und über die vorrangigen Probleme einschließlich potenzieller mikrobiologischer Gefahren.

Zoonosen sind Krankheiten bzw. Infektionen, die von Tieren auf Menschen übertragen werden können – sei es durch direkten Kontakt oder indirekt, beispielsweise über Lebensmittel. Die Übertragung über Lebensmittel spielt bei einigen bedeutenden Zoonosen, wie der Salmonellose, eine wichtige Rolle. Um effiziente Maßnahmen gegen lebensmittelbedingte Zoonosen ergreifen zu können, müssen ausreichend Informationen zum Vorkommen der Erreger zur Verfügung stehen. Hierzu leistet das im Jahr 2009 erstmalig von den Ländern durchgeführte Zoonosen-Monitoring einen wichtigen Beitrag. Den Bericht dazu hat das Bundesamt für Verbraucherschutz und Lebensmittelsicherheit (BVL) nun veröffentlicht.

Basierend auf der Richtlinie 2003/99/EG zur **Überwachung von Zoonosen und Zoonoseerregern** sind alle EU-Mitgliedstaaten verpflichtet, repräsentative und vergleichbare Daten über das Auftreten von Zoonosen und Zoonoseerregern sowie diesbezüglicher Antibiotikaresistenzen in Lebensmitteln, Futtermitteln und lebenden Tieren zu erfassen, auszuwerten und zu veröffentlichen, um so Aufschluss über Entwicklungstendenzen und Quellen von Zoonosen und Zoonoseerregern zu erhalten. Dabei werden vor allem diejenigen Zoonoseerreger überwacht, die eine besondere Gefahr für die menschliche Gesundheit darstellen. Die Ergebnisse aus dem **Zoonosen-Monitoring** bilden eine wichtige Basis für die Bewertung der derzeitigen Situation im Vergleich zum bisherigen Wissensstand sowie für die Bewertung von Entwicklungstendenzen. Sie verbessern die Grundlage für Risikobewertungen und erlauben es, zielgerichtete weitere Untersuchungen durchzuführen, deren übergreifendes Ziel es ist, Maßnahmen zur Bekämpfung von Zoonoseerregern auf der am besten geeigneten Stufe der Lebensmittelkette ableiten zu können.

Das **Zoonosen-Monitoring** wird von den Ländern seit 2009 erstmals auf Grundlage einer Verwaltungsvorschrift bundesweit einheitlich jährlich im Rahmen der

1.4 Situation lebensmittelbedingter Erkrankungen

amtlichen Lebensmittel- und Veterinärüberwachung durchgeführt. Die von den Ländern erhobenen Untersuchungsergebnisse werden vom Bundesamt für Verbraucherschutz und Lebensmittelsicherheit (BVL) gesammelt, ausgewertet, zusammengefasst und im Bericht über die Ergebnisse des jährlichen Zoonosen-Monitorings veröffentlicht. Das Bundesinstitut für Risikobewertung (BfR) bewertet die Untersuchungsergebnisse und integriert sie zusammen mit allen anderen auswertbaren Zoonose-relevanten Daten in den Bericht über die Entwicklungstendenzen und Quellen von Zoonosen, Zoonoseerregern und Antibiotikaresistenzen, welcher nach den Bestimmungen des Artikels 9 der Richtlinie 2003/99/EG an die Europäische Behörde für Lebensmittelsicherheit (EFSA) zu übermitteln ist. Die EFSA prüft die Daten aller Mitgliedstaaten und veröffentlicht sie in ihrem jährlichen Bericht zu Zoonosen und lebensmittelbedingten Ausbrüchen in der EU, der die Grundlage für das Risikomanagement bezüglich Zoonoseerregern in Europa bildet.

Der Bericht zum Zoonosen-Monitoring 2009 ist online abzurufen unter: www.bvl.bund.de/ZoonosenMonitoring.

Die Daten über das **Auftreten von Zoonoseerregern in Lebensmitteln und Tieren** beruhen auf 5.474 Proben, die von den Ländern im Rahmen der Lebensmittel- und Veterinärüberwachung im Jahr 2009 in Erzeugerbetrieben, in Schlachthöfen und im Einzelhandel genommen und untersucht wurden. Zu der Gruppe der Zoonoseerreger gehören u. a. unter anderem Salmonellen, *Campylobacter* und Verotoxinbildende *E. coli* (VTEC), auf welche im Rahmen des Zoonosen-Monitorings 2009 hin untersucht wurde. Weiterhin wurden im Rahmen des Antibiotikaresistenzmonitorings 2.826 Isolate der genannten Zoonoseerreger, Methicillin-resistente *Staphylococcus aureus* (MRSA) und kommensale *E. coli* (Bestandteil der normalen Darmflora) auf ihre Resistenz gegen antimikrobielle Substanzen untersucht.

Die bundesweit durchgeführten repräsentativen Untersuchungen von frischem Fleisch und Fleischzubereitungen im Einzelhandel zeigten beispielsweise, dass bei frischem Hähnchenfleisch (7,6 %) und Hähnchenfleischzubereitungen (7,4 %) häufiger Salmonellen nachgewiesen wurden als bei frischem Putenfleisch (5,8 %), Putenfleischzubereitungen (5,3 %) und Hackfleisch vom Schwein (5,0 %). In frischem Schweinefleisch (1,4 %) und Schweinefleischzubereitungen (1,3 %) traten Salmonellen dagegen seltener auf. Frisches Kalbfleisch wies mit 0,5 % positiver Proben eine niedrige Kontaminationsrate auf. In keiner der untersuchten Kalbfleischzubereitungen wurden Salmonellen gefunden.

1 Lebensmittelassoziierte Erkrankungen

Die Untersuchungen von frischem Fleisch auf *Campylobacter* spp. auf Ebene des Einzelhandels zeigten, dass frisches Hähnchenfleisch (47,0 %) und Hähnchenfleischzubereitungen (23,2 %) am häufigsten kontaminiert waren. Auch bei frischem Putenfleisch (19,5 %) konnte relativ häufig Campylobacter spp. festgestellt werden. In Zubereitungen aus Putenfleisch (4,8 %) wurden die Erreger seltener gefunden. Frisches Kalbfleisch (0,3 %) wies nur zu einem geringen %satz eine Kontamination mit Campylobacter spp. auf, während die Erreger in Kalbfleischzubereitungen nicht gefunden wurden. Frisches Schweinefleisch (0,3 %), Schweinefleischzubereitungen (0,5 %) und Hackfleisch vom Schwein (0,4 %) waren ebenfalls nur selten mit *Campylobacter* spp. belastet.

Da das Zoonosen-Monitoring im Jahr 2009 erstmalig nach den Regularien einer Verwaltungsvorschrift durchgeführt wurde, gibt es keine direkten Vergleichszahlen aus den Vorjahren. Das Monitoring gibt aber Hinweise darauf, auf welchen Stufen der Lebensmittelkette eine Kontamination mit den verschiedenen Zoonoseerregern besteht. Insbesondere empfindliche Verbrauchergruppen, wie Kleinkinder, Schwangere und alte Menschen sollten bei der Zubereitung von Lebensmitteln stets eine angemessene Lebensmittel- und Küchenhygiene einhalten.

1.4.2 Europäische Union (Schnellwarnsystem)

Das Schnellwarnsystem für Lebens- und Futtermittel (RASFF) ist ein wichtiges EU-Instrument zur Gewährleistung der Lebensmittelsicherheit. Das System wurde im Juli 2009 30 Jahre alt. Mit der Verordnung (EG) 178/2002 („Basisverordnung") wurden die rechtlichen Rahmenbedingungen normiert, und die Ergebnisse (**Warnmeldungen** („Alert notification") und **Informationsmeldungen** („Alert information")) können regelmäßig im Internet eingesehen werden (www.bvl.bund.de). Über das RASFF-System können Informationen schnell und wirksam zwischen den Mitgliedstaaten und der Kommission ausgetauscht werden, wenn in der Lebens- und Futtermittelkette ein Risiko für die menschliche Gesundheit festgestellt wird. Alle RASFF-Mitglieder (EU-27, Europäische Kommission, Europäische Behörde für Lebensmittelsicherheit (EBLS/EFSA) sowie Norwegen, Liechtenstein und Island) gewährleisten rund um die Uhr, das dringende Meldungen unverzüglich verschickt, empfangen und umgesetzt werden können. Dank des Wahlsystems ließen sich viele Lebensmittelrisiken abwenden, bevor gesundheitliche Schäden entstehen konnten.

1.4 Situation lebensmittelbedingter Erkrankungen

Im **RASFF-Jahresbericht** für 2009 ist ausgeführt, dass die Warnmeldungen im Vergleich zum Vorjahr zurückgegangen sind. Die Gesamtzahl der Meldungen betrug 3.322. Aus den Daten ergibt sich, dass die RASFF-Mitglieder die Vorfälle heute genauer untersuchen und nur dann eine „Warnmeldung" verschicken, wenn ein wirkliches Problem vorliegt und das Produkt bereits auf dem Markt ist. In solchen Fällen wird von den Mitgliedstaaten schnelles Handeln zur Senkung des Risikos erwartet. Im Jahr 2009 waren unter den Meldungen etwas über 500 Warnungen („Alerts"). Die Kommission erhielt darüber hinaus 4.000 Nachfolgemeldungen, die sie an die Mitgliedstaaten weiterleitet.

Ein großer Teil der Meldungen im Jahr 2009 betraf Erzeugnisse, die an der **EU-Grenze** aufgrund des Risikos für die Lebensmittelsicherheit abgewiesen wurden. In solchen Fällen informiert das RASFF das Drittland, aus dem das Erzeugnis kommt. Im Jahr 200 gingen etwa 1.500 Informationsmeldungen aufgrund gefährlicher Erzeugnisse an Drittländer. Die Gesamtzahl der Zurückweisungen an der Grenze liegt in gleicher Größenordnung. Die meisten Probleme – auch bei Erzeugnissen mit Ursprung in der EU – betrafen potenziell **krankheitserregende Mikroorganismen, Schwermetalle und Mykotoxine**.

Unter den (potenziell) pathogenen Mikroorganismen dominierten (in dieser Reihenfolge) *Listeria monocytogenes, Escherichia coli, Bacillus cereus, Campylobacter* sp., *Enterobacter sakazakii* (*Cronobacter* sp.), Noroviren und einige andere.

Salmonellen wurden insbesondere in Geflügelfleisch, sonstigem Fleisch, Kräutern und Gewürzen, Nüssen und Saaten, Meeresfrüchten, Eiern und Eiprodukten sowie Früchten und Gemüse nachgewiesen. Sehr häufige Salmonellenfunde ergaben sich auch bei Futtermittelkomponenten und Heimtiernahrung.

Warnmeldungen werden im Regelfall gesendet, wenn die Lebens- bzw. Futtermittel, von denen eine Gefahr ausgeht, bereits auf dem Markt sind und **Sofortmaßnahmen** erforderlich werden. **Informationsmeldungen** werden gesendet, wenn ein Problem zwar festgestellt wird, Maßnahmen durch einen anderen Mitgliedstaat aber noch nicht unmittelbar notwendig erscheinen. Die meisten Informationsmeldungen betreffen Erzeugnisse aus Drittstaaten über potenziell krankheitserregende Mikroorganismen, Pestizidrückstände und Zusatzstoffe. Die bis 2008 unter den Informationsmeldungen erfassten **Zurückweisungen an der Grenze** wurden in eine neue Kategorie aufgenommen. Hierbei handelt es sich um Meldungen über Erzeugnisse, die nicht in die EU eingeführt werden dürfen und stattdessen unschädlich gemacht oder weitergeleitet werden. Vorwiegend sind die

Erzeugnisse betroffen, denen die Einfuhr aufgrund zu hoher **Mykotoxinkonzentrationen** verweigert wird.

Aus den Warnmeldungen mit der Aufgliederung nach den beteiligten „Gefahren" wird deutlich, dass die **mikrobiologischen Kontaminationen** mit etwa 30 % zahlenmäßig etwas unter den chemischen Kontaminationen mit etwa 35 % liegen, im „Risikograd" aber zweifelsfrei dominieren. Aus den **Jahresberichten** können umfangreiche Informationen über Gefahren- und Informationsmeldungen mit Aufteilungen nach **Produktkategorien** und den **identifizierten Risiken bzw. Gefahren** entnommen werden.

1.5 Trends und Ursachen von Zoonosen in der EU

Entwicklungstendenzen und Quellen von Zoonosen, Zoonoseerregern und lebensmittelbedingten Krankheitsausbrüchen werden auf EU-Ebene dokumentiert. Die Europäische Kommission und die Europäische Behörde für Lebensmittelsicherheit (EBLS/EFSA) erreichten im Jahr 2008 Informationen aus 27 Mitgliedstaaten über Zoonosen und lebensmittelbedingte Krankheitsausbrüche einschließlich der beteiligten Erreger. Auch das Europäische Zentrum für die Prävention und die Kontrolle von Krankheiten steuerte Informationen über Zoonosefälle beim Menschen bei. Mit Unterstützung des **„Zoonoses Collaboration Centre"** erfolgte eine gemeinsame Analyse aller Daten. Die Ergebnisse, die 15 Krankheiten betreffen, lassen sich wie folgt zusammenfassen:

- Die **Salmonellose** war mit 131.468 bestätigten menschlichen Fällen die am zweithäufigsten gemeldete Zoonose beim Menschen, allerdings mit einem deutlich sichtbaren Trend nach unten.

- Der **Nachweis der Salmonellen** in Lebensmitteln war mit durchschnittlich 5,1 %, 5,6 % und 0,7 % in frischen Broilerhähnchen, Truthahn- bzw. Schweinefleisch am häufigsten.

- Bei **Legehennen** wurde nach Implementierung eines neuen Kontrollprogrammes ein deutlicher Rückgang in der Prävalenz von *Salmonella Enteritidis* und *S. Typhimurium* festgestellt.

- Die **Campylobakteriose** war mit 190.566 bestätigten Fällen die am häufigsten gemeldete bakterielle Magen-Darm-Erkrankung in der Bevölkerung der Europäischen Union, mit Geflügelfleisch als vorherrschende Infektionsquelle.
- Die Anzahl der **Listeriosefälle** beim Menschen betrug 1.318 Fälle mit einer hohen Sterberate von 20,5 %. Fischereierzeugnisse, Käse, Fleischprodukte und Sandwiches dominierten ursächlich.
- Die Zahl der Erkrankungsfälle an **Q-Fieber** erreichte 1.594.
- Insgesamt wurden 3.159 Infektionen mit **Verotoxin bildenden** *E. coli* (VTEC) und 8.146 Erkrankungsfälle von **Yersiniose** gemeldet.
- 619 bestätigte **Brucellosefälle** wurden gemeldet und zwei parasitäre Zoonosen, **Trichinellose** und **Echinokokkose**, verursachten 670 bzw. 891 bestätigte menschliche Erkrankungsfälle.

Insgesamt wurden in der Europäischen Union 5.132 lebensmittelbedingte Krankheitsausbrüche bei 45.622 Menschen gemeldet, von denen 6.130 Personen stationär im Krankenhaus behandelt werden mussten und 32 Personen starben.

1.6 Gesetzliche Grundlagen

1.6.1 Lebensmittelrecht

Auf Europäischer Ebene wurden die Diskussionen zur „Neukonzeption" der Lebensmittelhygiene mit der Veröffentlichung des „Grünbuches" im Jahr 1997 initiiert und im Jahr 2000 mit dem **„Weißbuch zur Lebensmittelsicherheit"** in den Grundzügen umgesetzt. Im Weißbuch wird eindeutig herausgestellt, dass für die Europäische Union der höchste Standard der Lebensmittelsicherheit gelten muss. Ihren Niederschlag fand diese Priorität in einem nach Auffassung der Europäischen Kommission radikal neuen Konzept, wobei die treibende Kraft des gesamten Prozesses die Notwendigkeit war, ein hohes Maß an Lebensmittelsicherheit zu garantieren.

Folgerichtig wurden die Grundsätze des „Weißbuchs zur Lebensmittelsicherheit" mit der darin enthaltenen Neukonzeption des Lebensmittelhygienerechts in den Jahren 2002 bis 2004 in eine Reihe von EU-Verordnungen überführt. Diese Verordnungen besitzen in den Mitgliedstaaten unmittelbare Gültigkeit und unterschei-

1 Lebensmittelassoziierte Erkrankungen

den sich damit in der rechtlichen Qualität wesentlich von den bisher entwickelten Richtlinien und deren Überführung in nationales Recht. Diese Verordnungen sind nachstehend chronologisch aufgelistet, wobei die Lebensmittelhygieneregelungen im engeren Sinne auch als **„Hygienepaket"** mit den Kurzbezeichnungen H1 bis H3 zusammengefasst werden:

1. Verordnung (EG) Nr. 178/2002 des Europäischen Parlaments und des Rates vom 28. Januar 2002 zur Festlegung der allgemeinen Grundsätze und Anforderungen des Lebensmittelrechts, zur Errichtung der Europäischen Behörde für Lebensmittelsicherheit und zur Festlegung von Verfahren zur Lebensmittelsicherheit

2. Verordnung (EG) Nr. 852/2004 des Europäischen Parlaments und des Rates vom 29. April 2004 über Lebensmittelhygiene („H1")

3. Verordnung (EG) Nr. 853/2004 des Europäischen Parlaments und des Rates vom 29. April 2004 mit spezifischen Hygienevorschriften für Lebensmittel tierischen Ursprungs („H2")

4. Verordnung (EG) Nr. 854/2004 des Europäischen Parlaments und des Rates vom 29. April 2004 mit besonderen Verfahrensvorschriften für die amtliche Überwachung von zum menschlichen Verzehr bestimmten Erzeugnissen tierischen Ursprungs („H3")

5. Verordnung (EWG) Nr. 882/2004 des Europäischen Parlaments und des Rates vom 29. April 2004 über amtliche Kontrollen zur Überprüfung der Einhaltung des Lebensmittel- und Futtermittelrechts sowie der Bestimmungen über Tiergesundheit und Tierschutz.

Diese Verordnungen wurden nach ihrem Erlass anhand von **„Richtliniendokumenten"** erläutert und mehrfach modifiziert. Eine wesentliche Ergänzung des Hygienepakets ist die Verordnung (EG) Nr. 2073/2004 der Kommission über **„Mikrobiologische Kriterien für Lebensmittel"** (siehe Kapitel 1.7).

Auch auf **nationaler Ebene** wurden zur Anpassung der nationalen Vorschriften an das EU-Recht sowie zu dessen Ergänzung Rechtsvorschriften erlassen, unter denen insbesondere zu nennen sind:

- Lebensmittel-, Bedarfsgegenstände- und Futtermittelgesetzbuch (Lebensmittel- und Futtermittelgesetzbuch (LFGB)) vom 27. April 2006,

1.6 Gesetzliche Grundlagen

- Verordnung zur Durchführung von Vorschriften des gemeinschaftlichen Lebensmittelhygienerechts vom 08. August 2007, mit
  - Lebensmittelhygiene-Verordnung – LMHV,
  - Tierische Lebensmittel-Hygieneverordnung – Tier-LMHV,
  - Tierische Lebensmittel-Überwachungsverordnung,
  - Verordnung mit lebensmittelrechtlichen Vorschriften zur Überwachung von Zoonosen und Zoonoseerregern und
  - Weiteren Vorschriften,
- Allgemeine Verwaltungsvorschrift (AVV) Lebensmittelhygiene (AVV LMH) i. d. F. vom 09. November 2009 und
- AVV Rahmenüberwachung (AVV Rüb) i. d. F. vom 03. Juni 2008.

Der vorstehend aufgezeichnete Handlungsrahmen hat von Bund und Ländern wichtige Aktivitäten initiiert. Hierzu gehörten u. a.

1. Aufhebung der bisher geltenden nationalen Vorschriften. Diese werden durch die neuen Hygieneverordnungen ersetzt.
2. Festlegung weiterhin bestehender nationaler Regelungen, die nicht von den EG-Vorschriften erfasst werden.
3. Erlass ergänzender nationaler Hygieneanforderungen, soweit Regelungspflichten oder Ermächtigungen nach EG-Recht bestehen (z. B. Milch ab Hof-Abgabe).
4. Wahrnehmung von Ermächtigungen nach der Verordnung (EG) 853/2004 (z. B. im Bereich des Einzelhandels) und
5. Sonderregelungen für sogenannte traditionelle Verfahren.

Die fachlichen Diskussionen unter Beteiligung von Lebensmittelüberwachung und Lebensmittelwirtschaft haben sehr deutlich gemacht, dass sich die Lebensmittelwirtschaft intensiv mit der Konzeption des EG-Lebensmittelhygienerechts auseinander setzen muss, auch wenn bereits erhebliche Vorleistungen durch Einführung von **HACCP-Konzepten oder Systemen wie QS und QM-Milch** erbracht wurden. Aussagen wie

- Einbeziehung der gesamten Nahrungskette (vom Futtermittel bis zum Verbraucher),
- Risikoorientierung bei der Überwachung der Betriebe und den Probennahmen,
- „Kontrolle der Eigenkontrolle",
- Zuordnung von Verantwortlichkeiten und Zuständigkeiten,
- Fortfall bisheriger detaillierter Vorgaben („Deregulierung"),
- Betonung des Vorsorgeprinzips,
- Einbeziehung der Tiergesundheit (Zoonosen) und der artgerechten Haltung und
- Vorgabe der Ziele und weniger der Methodik (teleologisches Konzept = ergebnisorientiert, zielgerichtet)

charakterisieren diese Situation.

Aber auch auf die **Lebensmittelüberwachung** kommen neue Anforderungen zu, wie sich aus der Verordnung (EG) Nr. 882/2004 über amtliche Futter- und Lebensmittelkontrollen ergibt. Hier werden die amtlichen Kontrollen im Lebensmittel- und Futtermittelbereich neu geordnet und Kontrollen in allen Phasen der Produktion und in allen Sektoren vorgesehen. In dieser Verordnung wird ausführlich dargelegt, wie die Grundsätze, die in der Verordnung (EG) Nr. 178/2002 („Basisverordnung") festgelegt sind, auszulegen und umzusetzen sind. Diese Verordnung definiert die Pflichten und Aufgaben der zuständigen Behörden, nicht die der Lebensmittel- und Futtermittelunternehmer. Diese enthält jedoch Verfahren, die Auswirkungen auf die Lebensmittel- und Futtermittelunternehmer haben werden. Bei den amtlichen Kontrollen werden Aspekte berücksichtigt wie

- festgestellte Risiken und deren mögliche Auswirkungen,
- bisheriges Verhalten der Futtermittel- oder Lebensmittelunternehmer sowie
- Verlässlichkeit der Eigenkontrollen und evtl. Verdachtsmomente.

Die Behörden müssen dafür Sorge tragen, dass die **amtlichen Kontrollen wirksam, angemessen, unparteilich und einheitlich** sind. Ausreichend und entsprechend qualifiziertes und erfahrenes Personal sowie geeignete Laborkapazität müssen zur Verfügung stehen. Sofern mehrere Einheiten bei der amtlichen Kontrolle beteiligt sind, ist für eine effiziente und wirksame Koordinierung zu sorgen. Dabei bedeutet „risikoorientiertes Überwachen" die Umsetzung flexibler Kontrollpläne und das Verlassen bisheriger Stichprobenpläne – eine Entwicklung, die für die Lebensmittelwirtschaft hohe Bedeutung hat.

1.6.2 Infektionsschutzgesetz (IfSG)

Das IfSG vom 20. Juli 2000 (zuletzt geändert am 9.12.2010) hat das seinerzeitige Bundesseuchengesetz abgelöst. Es regelt den Schutz vor Infektionserregern und konkretisiert auf diesem Gebiet das Lebensmittel- und Futtermittelgesetzbuch (LFGB). Es setzt auf die **Eigenverantwortung** der im Lebensmittelgewerbe Tätigen und will vor mikrobiell bedingten Lebensmittelvergiftungen und -infektionen einschließlich der durch pathogene Prionen verursachten schützen. Behandelt werden **meldepflichtige Krankheiten** (§ 6), meldepflichtige Nachweise von Krankheitserregern (§ 7), **gesundheitliche Anforderungen an das Personal beim Umgang mit Lebensmitteln** sowie **Tätigkeits- und Beschäftigungsverbote und Belehrung/Bescheinigung des Gesundheitsamtes** (§§ 42 und 43).

1.6.3 Tierseuchenrechtliche Vorschriften

Tierseuchen sind Krankheiten oder Infektionen mit Krankheitserregern, die bei Tieren auftreten und auf Tiere oder Menschen (**Zoonosen**) übertragen werden können. Das **Tierseuchengesetz** (TierSG) in der Fassung der Bekanntmachung vom 22. Juni 2004 (zuletzt geändert am 28.7.2011) enthält Vorschriften für die Ein-, Durch- und Ausfuhr von Tieren, tierischen Erzeugnissen und Rohstoffen und dient somit der **Abwehr der Einschleppung von Tierseuchen aus dem Ausland**. Darüber hinaus erhält es Vorschriften für die **Bekämpfung der Tierseuchen im Inland**. Die Maßnahmen zur Abwehr der Einschleppung von Tierseuchen aus dem Ausland und zur Vorbeuge und Tilgung der Tierseuchen im Inland ergänzen sich gegenseitig. Alle derzeit **anzeigepflichtigen Tierseuchen** (einschließlich der Zoonosen) sind in der aufgrund des § 10 Abs. 1 TierSG erlassenen Verordnung über anzeigepflichtige Tierseuchen i. d. F. vom 18. Dezember 2009 aufgeführt. Genannt werden insgesamt 41 Tierseuchen einschließlich Maul- und Klauenseuche, Milzbrand, Salmonellose der Rinder, BSE/TSEs und Tuberkulose der Rinder.

Nach dem TierSG (Verordnung über die **meldepflichtigen Tierseuchen** in der Fassung der Bekanntmachung vom 06. April 2009) sind weiterhin bestimmte Erkrankungen unverzüglich dem Tierarzt zu melden (**Meldepflicht**). Dieser hat eine Abklärung vorzunehmen und gegebenenfalls den zuständigen amtlichen Tierärzten den Befund zu melden. Die meldepflichtigen Tierseuchen beinhalten auch Zoonosen wie Campylobakteriose, Echinokokkose, Leptospirose, Listeriose (*Listeria monocytogenes*), Paratuberkulose, Q-Fieber, bestimmte Formen der Salmonellose, Toxoplasmose und Tularämie.

Die staatlichen **Bekämpfungsmaßnahmen** sind im Einzelnen in tierseuchenrechtlichen Vorschriften geregelt oder auf Einzelanordnungen zurückzuführen.

1.6.4 Überwachung von Zoonosen und Zoonoseerregern

Die **Europäische Union** verstärkt die Überwachung von Zoonosen, Zoonoseerregern und der damit verbundenen **Antibiotikaresistenz**. Sie hat die Mindestanforderungen festgelegt, die die Mitgliedstaaten erfüllen müssen, um die bereits vorhandenen Überwachungssysteme zu verstärken (siehe Richtlinie 2003/99/EG; Richtlinie 2006/104/EG; Verordnung (EG) Nr. 2160/2003 zur Bekämpfung von Salmonellen und bestimmten anderen durch Lebensmittel übertragbaren Zoonoseerregern). Diese Systeme erheben, analysieren und verbreiten die betreffenden Daten, um die **Gefahren zu ermitteln** und zu beschreiben, die **Exposition zu bewerten** und die damit verbundenen **Risiken zu definieren**. Die Verantwortung für die Einrichtung und Pflege von Überwachungssystemen obliegt den Mitgliedstaaten. Diese Systeme werden auf der Stufe der Primärproduktion und/oder anderen Stufen der Lebensmittelkette angewendet und betreffen im Einzelnen aufgeführte Zoonosen bakteriellen, viralen und parasitären Ursprungs. Zur Erhebung repräsentativer und vergleichbarer Daten können für bestimmte Zoonoseerreger **einheitliche Überwachungsschemata** festgelegt werden.

Die Daten über Zoonosen, antimikrobielle Resistenz, mikrobiologische Kontaminanten und lebensmittelassoziierte Erkrankungsausbrüche werden aufgrund der von den Mitgliedstaaten übermittelten Daten von der **Zoonoseeinheit der EFSA** analysiert und berichtet.

Auf **nationaler Ebene** ist die „Verordnung über lebensmittelrechtliche Vorschriften zur Überwachung von Zoonosen und Zoonoseerregern (**ZoonoseV**)" vom 08. August 2007 zu nennen. Diese Verordnung regelt die von Lebensmittelunternehmen zu ergreifenden lebensmittelrechtlichen Maßnahmen zur frühzeitigen Erfassung von Zoonosen und Zoonoseerregern als Grundlage für die Bewertung ihrer Herkunft und der Entwicklungstendenzen ihres Vorkommens. Werden im Rahmen von Kontrollen nach Art. 3 der Verordnung (EG) Nr. 2073/2005 über Mikrobiologische Kriterien für Lebensmittel oder anderen betrieblichen Eigenkontrollen Lebensmittel auf Zoonoseerreger untersucht, müssen zum Zweck der Durchführung von weitergehenden Untersuchungen Rückstellproben des Probenmaterials angefertigt und bis zum Vorliegen des Ergebnisses der Untersuchung in geeigneter Weise aufbewahrt werden.

Im Falle des **Nachweises von Zoonoseerregern** sind

- das Untersuchungsergebnis der zuständigen Behörde mitzuteilen,
- Isolate der nachgewiesenen Zoonoseerreger herzustellen und
- **Rückstellproben des Probenmaterials** und die Isolate in geeigneter Weise aufzubewahren und auf Verlangen der zuständigen Behörde vorzulegen und auszuhändigen.

Zwischen den **Bundesministerien** für Ernährung, Landwirtschaft und Verbraucherschutz, für Bildung und Forschung und für Gesundheit wurde im März 2006 eine **Vereinbarung zu von Tieren auf Menschen übertragbaren Krankheiten (Zoonosen)** beschlossen. Dabei wird auch eine weitere Verbesserung der Zusammenarbeit zwischen Human- und Veterinärmedizin im Zoonosen-Bereich und die nationale Bündelung vorhandener Kompetenzen und Ressourcen angestrebt. Die Vereinbarung beinhaltet auch virale Zoonosen wie die Geflügelpest („Vogelgrippe") und wurde (vorerst) für einen Zeitraum von vier Jahren ausgelegt.

1.7 Mikrobiologische Normen und Kriterien für Lebensmittel tierischer Herkunft

Mikrobiologische Normen und Kriterien für Lebensmittel tierischer Herkunft sind seit Jahrzehnten in der Rechtsprechung verankert und waren in einer Reihe produktspezifischer **Richtlinien der Europäischen Union** aufgeführt. Dabei wird im Regelfall zwischen **obligatorischen Kriterien** unterschieden, die in jedem Fall eingehalten werden müssen und das Vorkommen pathogener Mikroorganismen reglementieren, **analytischen Kriterien** als Nachweiskeime für eine mangelnde

Hygiene (z. B. *Staphylococcus aureus*) und **Indikatorkeimen**, die Anhaltspunkte über ein ordnungsgemäßes Arbeiten geben und eine Verbesserung der Eigenkontrolle ermöglichen sollen. Auch von der **Deutschen Gesellschaft für Hygiene und Mikrobiologie** (DGHM) wurden mikrobiologische **Richt- und Warnwerte** zur Beurteilung von Lebensmitteln veröffentlicht.

Zu den grundsätzlichen **Zielen des Lebensmittelrechts** gehört entsprechend der Verordnung (EWG) Nr. 178/2002 ein hohes Schutzniveau für die Gesundheit der Bevölkerung. **Pathogene Mikroorganismen in Lebensmitteln** stellen eine wichtige Quelle lebensmittelbedingter Krankheiten beim Menschen dar. Daher sollen Lebensmittel keine Mikroorganismen oder deren Toxine oder Metabolite in Mengen enthalten, die für die menschliche Gesundheit ein nicht annehmbares Risiko darstellen. Mikrobiologische Kriterien dienen als Anhaltspunkt dafür, ob Lebensmittel und deren Herstellung-, Handhabungs- und Vertriebsverfahren akzeptabel sind oder nicht.

Die **Sicherheit von Lebensmitteln** wird vor allem durch einen **präventiven Ansatz** gewährleistet, beispielsweise durch die Umsetzung einer guten Hygiene- und Herstellungspraxis und die Anwendung der Grundsätze des HACCP-Konzeptes. Mikrobiologische Kriterien können in diesem Zusammenhang als Referenzwerte verwendet werden, insbesondere bei der Validierung der Verfahren nach den Grundsätzen des HACCP-Konzeptes und anderer Maßnahmen im Rahmen der Lebensmittelhygieneüberwachung. Die mikrobiologischen Kriterien, die für bestimmte Kategorien von Lebensmitteln tierischen Ursprungs seinerzeit in Richtlinien festgelegt waren, sind nunmehr durch die Richtlinie 2004/41/EG vom 21 April 2004 aufgehoben und durch die **mikrobiologischen Kriterien in der Verordnung (EG) Nr. 2073/2005 (mit späteren Änderungen) ersetzt** worden.

Nach der Verordnung (EG) Nr. 2073/2005 umfasst ein mikrobiologisches Kriterium folgende Bestandteile:

- die in Betracht kommenden Mikroorganismen oder ihre Toxine/Metabolite,
- die Analyseverfahren einschließlich ihrer Ungenauigkeit,
- Probennahmepläne (2- oder 3-Klassenpläne),
- die in Betracht kommenden mikrobiologischen Grenzwerte,
- die Anzahl der Analyseeinheiten, die innerhalb dieser Grenzwerte liegen sollten,
- das Lebensmittel, für das dieses Kriterium gilt und

1.7 Mikrobiologische Normen und Kriterien für Lebensmittel tierischer Herkunft

- die Stufe in der Lebensmittelherstellungskette, auf der das Kriterium gilt sowie
- die Maßnahmen, die zu treffen sind, wenn das Kriterium nicht erfüllt wird.

Die Verordnung trägt modernen und wissenschaftsgeprägten Ansätzen zur Festlegung mikrobiologischer Kriterien im Sinne der Standards des Codex Alimentarius in weiten Teilen Rechnung. Die Verordnung gibt in Artikel 2 eine Reihe wichtiger **Definitionen**, die die in den Verordnungen (EG) Nr. 178/2002, 852/2002 und 853/2002 festgelegten Definitionen ergänzen: Mikroorganismus, mikrobiologisches Kriterium, Charge, Haltbarkeit, tischfertige Lebensmittel, tischfertige Lebensmittel für Säuglinge, tischfertige Lebensmittel für besondere medizinische Zwecke und Probe.

Im Anhang werden mikrobiologische Kriterien für Lebensmittel festgelegt, wobei eine Unterteilung nach zwei Gruppierungen erfolgt, nämlich

1. **Lebensmittelsicherheitskriterien:** Mikrobiologische Kriterien, mit deren Hilfe die Sicherheit von Lebensmitteln ermittelt wird (*Listeria monocytogenes*, *Salmonella*, *Enterobacter sakazakii* (*Cronobacter sp.*), Staphylokokkenenterotoxine, Histamin). Diese Kriterien werden jeweils bestimmten Lebensmitteln bzw. Lebensmittelgruppen zugeordnet. Zur Probennahme und Beurteilung dienen 2-Klassenpläne („vorhanden/nicht vorhanden"). Darüber hinaus werden die analytischen Referenzverfahren, die Stufe, für die das Kriterium gilt und Maßnahmen im Fall unbefriedigender Ergebnisse angegeben.

2. **Prozesshygienekriterien:** Mikrobiologische Kriterien, die das Hygieneniveau während des Herstellungsprozesses angeben: Koloniezählung unter aeroben Bedingungen, *Enterobacteriaceae*, *Escherichia coli* und koagulasepositive Staphylokokken (die drei letztgenannten unter besonderen Bedingungen bzw. bei speziellen Produkten). Auch für diese Kriteriengruppe werden Probennahmepläne (3-Klassenpläne), Grenzwerte (m und M), analytische Referenzverfahren, Stufe, für die das Kriterium gilt und Maßnahmen im Fall unbefriedigender Ergebnisse angegeben.

Bestimmungen über die Probennahmen und Aufbereitung von Testproben ergänzen die mikrobiologischen Kriterien.

1 Lebensmittelassoziierte Erkrankungen

Literaturhinweise und Fundstellen (allgemein)

BÄTZA, H. J.; BAUERFEIND, R.; BECKER, W. (2002): Zoonosenfibel. H. Hoffmann Verlag

BAUMGART, J.; BECKER, B.; STEPHAN, R. (Herausgeber): Mikrobiologische Untersuchung von Lebensmitteln. Behr's Verlag Hamburg (Loseblattsammlung)

Bundesamt für Lebensmittelsicherheit und Verbraucherschutz (BVL): www.BVLBund.de (Suchpunkte: Lebensmittelüberachung, Schnellwarnsystem etc.)

Bundesinstitut für Risikobewertung (BfR) in Berlin: www.bfr.bund.de (Suchpunkte: Lebensmittelsicherheit, mikrobielle Risiken, Zoonosen etc.)

Bundesministerium für Ernährung, Landwirtschaft und Verbraucherschutz (BMELV): www.bmelv.de (Suchpunkte Tiergesundheit, Veterinärwesen, Zoonosen, Gesetze/Verordnungen (mit Namen))

EISGRUBER, H.; STOLLE, A. (2003): Mikrobiologische Kriterien für Lebensmittel. Behr's Verlag Hamburg

Europäische Behörde für Lebensmittelsicherheit (EBLS/EFSA): www.efsa.europa.eu (Suchpunkte: Schneelwarnsystem, Zoonosen, biologische Sicherheit, Krankheitserreger (mit Namen) etc.)

FEHLHABER, K.; KLEER, J.; KLEY, E. (Herausgeber): Handbuch Lebensmittelhygiene – Praxisleitfaden und wissenschaftliche Grundlagen. Behr's Verlag Hamburg (Loseblattsammlung)

HAHN, H.; FALKE, D.; KAUFMANN, S. H. E.; ULLMANN, U. (2005): Medizinische Mikrobiologie und Infektiologie. Fünfte Auflage. Springermedizin-Verlag

HEESCHEN, W. (Herausgeber): Handbuch Lebensmittelhygiene. Behr's Verlag Hamburg (letzte Ergänzung in 2004)

HOF, H.; DÖRRIES, R. (2005): Medizinische Mikrobiologie. Thieme-Verlag Stuttgart

Infektionsschutzgesetz (IfSG) vom 20. Juli 2000 (§ 6: meldepflichtige Krankheiten, § 7: meldepflichtige Nachweise von Krankheitserregern, § 42: Tätigkeits- und Beschäftigungsverbote, § 43: Belehrung, Bescheinigung des Gesundheitsamtes)

KRÄMER, J. (2007): Lebensmittelmikrobiologie. Verlag Eugen Ulmer UTB

MÜLLER, H. E. (2002): Lebensmittelinfektionen und -vergiftungen. Klinik, Therapie und gesetzliche Grundlagen zur Verhütung. Behr's Verlag Hamburg

Robert Koch-Institut (RKI) in Berlin: Infektionskrankheiten von A bis Z. www.RKI.de

SINELL, H. J. (2004): Einführung in die Lebensmittelhygiene. Parey Verlag Stuttgart

Weltgesundheitsorganisation (WHO): www.who.int (Suchpunkte: Foodborne diseases, zoonoses)

2 Bakterielle Erreger von Lebensmittelinfektionen

2.1 Gramnegative Bakterien

2.1.1 *Salmonella spp.* – Salmonellosen

Vorbemerkung

Die infektiöse Gastroenteritis (syn. infektiöse Darmerkrankung bzw. Durchfallerkrankung) des Menschen stellt keine ätiologische Einheit dar. Das Krankheitsbild wird durch das Leitsymptom Durchfall (Diarrhoe) geprägt, also durch das gehäufte Absetzen von Stühlen mit verminderter Konsistenz unabhängig von einem speziellen Krankheitserreger. Als Ursache der Erkrankung sind vor allem Salmonellen, *Campylobacter* spp., Yersinien, Shigellen, darmpathogene *Escherichia coli*, weitere Erreger bakterieller lebensmittelbedingter Erkrankungen oder deren Toxine, verschiedene Viren und darmpathogene Protozoen in Erwägung zu ziehen.

Zu den Salmonellen gehören zum einen die Gruppe der Enteritis erregenden Salmonellen mit etwa 2.500 Serovaren und die Salmonellen der Typhus-Paratyphus-Gruppe mit *S. Typhi* und *S. Paratyphi* A, B und C.

Erreger

Salmonellen sind in der Regel bewegliche (peritriche Begeißelung), gramnegative Stäbchen, die aerob und anaerob wachsen können und aufgrund der Struktur ihrer Körper- (O) und Geißel- (H-) Antigene nach dem White-Kauffmann-Le-Minor-Schema (früher Kauffmann-White-Schema) geordnet und anhand einer Antigenformel in Serovare unterteilt werden. Von den bisher bekannten über 2.500 *Salmonella* (*S.*) -Serovaren haben praktisch nur 20 bis 30 als Erreger von lebensmittelbedingten Erkrankungen eine epidemiologische Bedeutung. Andere Serovare können darüber hinaus aber jederzeit regional oder temporär besonders in Erscheinung treten.

Der **Stammbaum der Gattung *Salmonella*** ist recht kompliziert. Die etwa 2.500 Serovare bilden eine Gattung mit den beiden Arten *Salmonella* (*S.*) *Enterica* und *S. Bongori*. *S. Enterica* wird in Subspecies (I bis VI) eingeteilt und die Subspecies bilden auf der Grundlage ihrer O- und H-Antigene Serovare (Beispiel: *S. Enterica* subsp. Serovar *Agona* oder (Kurzbezeichnung) *Salmonella Agona* bzw. *S. Agona*). Langzeitanalysen zeigen, dass weltweit *S. Typhimurium* und seit Mitte der 1980er-Jahre *S. Enteritidis* epidemiologisch im Vordergrund stehen. Salmonellen wachsen im Temperaturbereich von 10 bis 47 °C, in einigen Fällen bereits ab 6 bis 8 °C. In der Umwelt und in oder auf verschiedenen Lebensmitteln sind sie bis zu mehreren Monate überlebensfähig. Durch Einfrieren werden sie nicht abgetötet. Pasteurisierungsbedingungen führen zu einer sicheren Inaktivierung.

Die **Pathogenitätsfaktoren der Salmonellen** sind fast ausschließlich chromosomal kodiert. Die Zielzellen sind die sogenannten M-Zellen innerhalb des Darmepithels. Nach der Anheftung bilden sich an der Oberfläche der Salmonellen Proteinfortsätze aus, die für die Aufnahme in die Wirtszelle (**Endozytose**) benötigt werden. Die aufgenommenen Salmonellen gelangen von der Wirtszelle in den Bereich der *Lamina propria* der Darmschleimhaut und werden dort von Phagozyten aufgenommen. Erfolgt eine Abtötung, wie es für enteritische Salmonellen typisch ist, bleibt es bei der lokalen Entzündung. *S. Typhi* und *S. Paratyphi* überleben in den Phagozyten und können auf dem Blutwege (hämatogen) in alle Organe verbreitet werden. Das von Salmonellen gebildete **Enterotoxin** ist ein hitzelabiles Protein von 90 bis 110 kD und das Produkt eines chromosomalen Gens (*stx*). Das Salmonellenenterotoxin ist dem Choleratoxin in Struktur und Wirkungsweise recht ähnlich. Salmonellen bilden auch ein zytotoxisch wirksames Protein, das die Ausbreitung der Erreger im Gewebe begünstigt. Einige Salmonellenserovare tragen **Virulenzplasmide**, die die systemische Ausbreitung und die Besiedelung extraintestinaler Gewebe fördern können.

Infektion und Epidemiologie

Abhängig von der Disposition des Erkrankten und den Erregereigenschaften führt die Infektion meistens zu wässrigen, häufig auch choleraähnlichen Durchfällen (selten blutig). Bei etwa 5 % der Infizierten verläuft die Erkrankung zusätzlich systemisch („tief greifende" Erkrankungsbilder).

Salmonellosen des Menschen sind zumeist lebensmittelbedingte Erkrankungen und treten weltweit als sporadische Fälle, Familienerkrankungen oder als Epidemien auf. Gehäufte Einzelerkrankungen in einer bestimmten Region können auf eine noch nicht erkannte Gruppenerkrankung hinweisen, die auf eine gemeinsame Infektionsquelle zurückzuführen sein könnte.

2.1 Gramnegative Bakterien

Primäre Infektionsquellen sind besonders von Geflügel, Rindern und Schweinen stammende Lebensmittel, wobei die Tiere in den seltensten Fällen klinisch erkrankt sind. An der Spitze der Infektionen verursachenden Lebensmittel stehen Geflügel (Huhn, Ente, Gans, Pute) und vor allem rohe Eier und Speisen, die Rohei enthalten (z. B. Eischäume, Cremes, Konditoreiwaren, Mayonnaise, Speiseeis). Letztere sind besonders durch eine hygienewidrige Behandlung – etwa durch ungekühlte und zu lange Aufbewahrung oder Lagerung oder entsprechende Bedingungen beim Transport – gefährdet, da hierdurch hohe Keimzahlen erreicht werden. Salmonellen können auf der Eischale oder im Eiinhalt vorhanden sein. Die Kontamination der Eischale kann äußerlich über *Salmonella*-haltige Faeces oder bereits im Eileiter während der Eischalenbildung erfolgen. Der Eiinhalt wird neuesten Erkenntnissen zufolge vor allem durch *S. Enteritidis* transovariell („bei der Eibildung") oder zumindest intravital in 0,01 bis 0,1 % der Fälle infiziert. Eine Kontamination des Eiinhaltes kann infolge der Passage von *Salmonella*-Serovaren durch die Eischale erfolgen, wenn höhere Raumtemperaturen und hohe Feuchtigkeit auf der Eischale sowie eventuell Schalendefekte vorhanden sind. Eine weitere wichtige Infektionsquelle ist rohes Fleisch bzw. nicht oder nicht ausreichend erhitzte Fleischprodukte (z. B. Schlachtgeflügel, Hackfleisch, Rohwurstsorten, besonders frische Mettwurst, Fleischsalate). Inzwischen wurden Salmonellen in verschiedenen Ausbrüchen aber auch mit dem Verzehr von Sprossen, Tomaten oder geräuchertem Aal in Zusammenhang gebracht.

Die **Infektion** erfolgt in der Regel durch den Verzehr infizierter oder kontaminierter Lebensmittel. Die **Infektionsdosis** für den erwachsenen Menschen liegt bei 10^4 bis 10^6 Keimen. Wenn sich Salmonellen in stark fetthaltigen Lebensmitteln (z. B. Käse, Hamburger, Schokolade, Salami), aber auch in Gewürzen, befinden, oder bei besonderer Disposition (z. B. Abwehrschwäche (Säuglinge, Kleinkinder, alte Menschen)), sind jedoch Erkrankungen bereits bei Infektionsdosen unter 100 Keimen beobachtet worden.

Für die **Verbreitung der Erkrankung** ist die Kontamination von Lebensmitteln von besonderer Bedeutung. Durch Berührung solcher Lebensmittel können die Erreger übertragen werden und andere Lebensmittel, Gegenstände oder evtl. Personen kontaminieren (**Kreuzkontamination**). Die Problematik der Salmonellose wird durch weitere Glieder in der Infektionskette wie Vögel, Vorratsschädlinge, Nager, Insekten, Heimtiere, aber auch Abwässer verschärft.

Durch direkten **Kontakt mit Salmonellen ausscheidenden Tieren** erfolgt sehr selten eine Übertragung auf den Menschen. Dieser Übertragungsweg ist nur bei

2 Bakterielle Erreger von Lebensmittelinfektionen

Heimtieren wahrscheinlicher. Eine direkte oder indirekte Übertragung von Mensch zu Mensch – vor allem von verschiedenen mehrfachresistenten *Salmonella*-Serovaren – kann als Hospitalinfektion bei besonders disponierten Personen oder unter hygienisch ungünstigen Bedingungen erfolgen. Dieses verursacht dann häufig typhöse Verlaufsformen. Bei dieser Infektion ist eine sehr hohe Kontagiosität zu verzeichnen.

Häufigkeit der Salmonellosefälle

In der Bundesrepublik Deutschland hat sich die Anzahl der gemeldeten Salmonellosefälle im Zeitverlauf erheblich verändert. Von 1965 bis 1980 kam es zu einer erheblichen Steigerung der registrierten Fälle. Dieses hing mit der seit 1961 aufgrund des Bundesseuchengesetzes wirksam gewordenen Intensivierung der Untersuchungstätigkeit und der zentralen Datenerfassung zusammen. Anfang der 1980er-Jahre ließ sich ein rückläufiger Trend erkennen, der anschließend wiederum in einen steilen Anstieg der Salmonellosemeldungen überging: 1992 wurden etwa 195.000 Fälle registriert. Seit 1993 geht die Zahl der gemeldeten Salmonellosefälle deutlich zurück, sodass derzeit (2009) in Deutschland von etwa 30.000 gemeldeten Salmonellosefällen pro Jahr ausgegangen werden kann. Für die Europäische Union wird für das Jahr 2008 eine Fallzahl von 131.000 berichtet. Alle Daten beziehen sich allerdings lediglich auf die amtlich registrierten Fälle. Die Zahl der tatsächlich vorkommenden Erkrankungen liegt wesentlich höher, da das Meldesystem nur einen Bruchteil erfassen dürfte. Die Dunkelziffer soll bei mindestens 90 %, nach neueren Studien aus den USA sogar bei mehr als 97 % liegen. Dieses würde bedeuten, dass durchaus mehrere 100.000 Salmonellosefälle in der Bundesrepublik Deutschland pro Jahr auftreten können.

Krankheitsbild

Die **Inkubationszeit** beträgt sechs bis 72 Stunden (max. sieben Tage) und ist abhängig von der Infektionsdosis. Die Salmonellose beginnt meist plötzlich mit zahlreichen wässrigen Stühlen, Leibschmerzen, (im Verlauf der Erkrankung zunehmend mit Blutbeimengungen), teilweise mit Fieber, Übelkeit, Erbrechen und Kopfschmerzen. Die Symptome dauern in der Regel nur wenige Stunden oder Tage. Bei schweren klinischen Fällen treten Schüttelfrost, höheres Fieber, Kollaps und weitere systemische Krankheitsbilder mit typhoidem Verlauf auf. Häufig kommt auch ein leichter oder symptomloser Verlauf vor, der unter anderem von der aufgenommenen Keimzahl abhängig ist. Die Keimausscheidung von Enteritis-

2.1 Gramnegative Bakterien

Salmonellen dauert im Mittel drei bis sechs Wochen, bei Säuglingen aber auch Monate. Eine Dauerausscheidung über sechs Monate hinaus ist relativ selten. Diese gelegentlich bei Kindern vorkommenden Langzeitausscheider bedürfen keiner weiteren Behandlung (s. a. Zulassung zu Kindereinrichtungen). Mitunter können bei vorgeschädigten Patienten, aber auch sonst gesunden Personen, extraintestinale Infektionen wie Perikarditis (Herzbeutelentzündung), neurologische Erkrankungen, reaktive Arthritis, Spondylitis (Wirbelerkrankung), Osteomyelitis (Knochenmarksentzündung) u. a. festgestellt werden.

Differenzialdiagnostisch sind akute Gastroenteritiden anderer Ätiologie abzuklären. Häufig kommt es zur Verwechslung mit dem „akuten Bauch". Die Letalität liegt bei <0,1 % und es sterben vornehmlich ältere sowie abwehrgeschwächte Personen.

Die wesentlichen **Unterschiede zwischen der Salmonellen-Gastroenteritis und den Infektionen der Typhus/Paratyphus-Gruppe** lassen sich wie folgt zusammenfassen:

Die **Salmonellen-Gastroenteritis** ist eine lokale Infektion bzw. Intoxikation, deren Erregerreservoir das Tier ist. Die Übertragung erfolgt primär durch Lebensmittel. Die Therapie ist im Regelfall nur symptomatisch (Ausgleich des Flüssigkeits- und Elektrolytverlustes) und die Diagnose erfolgt durch den Erregernachweis im Stuhl und im Lebensmittel. Nach der Erkrankung entsteht keine Immunität. Bei **Typhus-Paratyphus-Erkrankungen** handelt es sich um Allgemeininfektionen, dessen Erregerreservoir der Mensch ist. Die Übertragung erfolgt von Mensch zu Mensch sowie durch Wasser und Lebensmittel. Die Infektionsdosis ist niedrig und eine Antibiotikatherapie ist häufig indiziert. Die Diagnose erfolgt klinisch sowie durch den Erregernachweis in Blut, Stuhl, Urin und in Lebensmitteln. Nach der Erkrankung entsteht eine Immunität. Eine aktive **Schutzimpfung** ist möglich.

Diagnose beim Menschen

Beim Auftreten des Leitsymptoms Durchfall ist eine **bakteriologische Abklärung der Ursache** erforderlich. Der Erregernachweis erfolgt aus Stuhl, Rektalabstrichen, Erbrochenem, aber auch aus verdächtigen Lebensmitteln und Speisen. Bei typhösem Verlauf sind Blutkulturen angezeigt. Zumindest Rektalabstriche müssen in gepuffertem Transportmedium transportiert werden. Bei Gruppenerkrankungen sollte eine gezielte Auswahl von Untersuchungsproben unter epidemiologischen Gesichtspunkten erfolgen.

Im Laboratorium wird nach der kulturellen Anzüchtung eine biochemische und serologische Identifizierung des Erregers vorgenommen. Die Untersuchungsdauer beträgt zwei bis drei Tage, für eine Verdachtsdiagnose einen Tag.

Zur **Aufdeckung von Infektionsquellen** und **Verfolgung von Infektionswegen und -ketten** wird für epidemiologisch bedeutsame Serovare, vor allem *S. Enteritidis* und *S. Typhimurium*, eine weitere komplexe Feindifferenzierung durch Serologie, Lysotypie sowie biochemische und genotypische Verfahren (z. B. Pulsfeld-Gel-Elektrophorese (PFGE)) empfohlen. Vorgenommen werden solche Untersuchungen (bei **Patientengut**) im Nationalen Referenzzentrum für Salmonellen und andere Enteritiserreger des **Robert Koch-Instituts** (Bereich Wernigerode), 38855 Wernigerode, Burgstr. 37, Tel.: 030/18754-4206, Fax: 030/18754-4207) und (bei **Lebensmittelproben**) im Nationalen Referenzlabor für Salmonellen des **Bundesinstituts für Risikobewertung** (BfR) in 12277 Berlin, Diedersdorfer Weg 1, Tel.: 030/8412-2233, Fax: 030/8412-2953.

Behandlung

Bei **gastroenteritischem Verlauf** soll keine antibakterielle Chemotherapie erfolgen, da dadurch die Bakterienausscheidung verlängert werden kann. Normalerweise gilt es, nur den Flüssigkeits- und Elektrolytverlust auszugleichen. Bei **typhösem Verlauf oder Erkrankungen im ersten Lebensjahr** ist auch aufgrund der Gefahr einer Absiedlung in andere Organe eine Chemotherapie indiziert. Dieses gilt ebenfalls für durch schwere Grundkrankheiten wie Leukämie, AIDS, nach Organtransplantationen oder durch höheres Alter abwehrgeschwächte Personen. Aufgrund der zunehmenden Resistenzentwicklung der Salmonellen ist grundsätzlich eine Resistenzbestimmung des Erregers anzuraten. In Abhängigkeit von den Ergebnissen der Resistenztests können Cephalosporine der dritten Generation, Co-Trimoxazol oder Ampicillin für die Therapie eingesetzt werden. Bei Erwachsenen können auch Fluorochinolone wie Ciprofloxacin angewendet werden.

Erregernachweis im Lebensmittel

Alle Salmonellen gelten als pathogen, sodass eine Keimzahlbestimmung entfällt. Bei allen Nachweisverfahren erfolgt zunächst eine Voranreicherung, gefolgt von einer Anreicherung, einer selektiven Kultivierung und einer Identifizierung verdächtiger Kolonien. Die zahlreichen Nachweisverfahren unterscheiden sich besonders in den verwendeten Medien. Im Regelfall werden 25 g oder 25 ml untersucht. Proben können auch zusammengeführt und als Sammelproben untersucht werden.

Die **Europäische Norm EN ISO 6579:2003**, die in der Verordnung (EG) Nr. 2073/2005 als analytische **Referenzmethode** zitiert ist, hat auch den Status einer deutschen Norm und folgt grundsätzlich den oben genannten Schritten:

1. Homogenisierung des Lebensmittels (1:10 mit Puffer)
2. Voranreicherung in Peptonwasser 16 bis 20 Stunden/37 °C
3. Anreicherung in Selektivmedium (Rappaport-Vassiliadis oder Tetrathionat bei 42 bzw. 41,5 °C)
4. Ausstreichen auf festen selektiven Nährböden nach 18 bis 24 bzw. 42 bis 48 Stunden)
5. Laktosenegative (verdächtige) Kolonien:
   - Anlegen von Reinkulturen und biochemische, serologische oder genetische (molekularbiologische) Identifizierung bzw. Typisierung oder
   - Agglutination mit polyvalentem Antiserum mit „Verdachtsdiagnose".

Dieses „horizontale" Verfahren zum Nachweis von Salmonellen unterliegt in der praktischen Durchführung zahlreichen Modifikationen in Abhängigkeit vom untersuchten Substrat. Die Methodik nach § 35 LMBG L 00.00-20 vom Dezember 2004 (jetzt § 64 LFGB) ist mit der vorgenannten Methode identisch.

Schnellere und alternative Nachweisverfahren werden kommerziell angeboten und betreffen insbesondere Veränderungen der Medien, aber auch das **Impedanzverfahren**. Hier wird eine durch den Stoffwechsel von Mikroorganismen erfolgte Änderung der Leitfähigkeit bzw. des Widerstandes in einem Medium direkt oder indirekt gemessen. Je höher die Keimzahl, umso kürzer ist die Nachweiszeit. Als Messgröße dient die Impedanz Z, gemessen in der SI-Einheit Ohm und die sich dazu reziprok verhaltende Akzeptanz Y, gemessen in der SI-Einheit Siemens oder in den Untereinheiten Millisiemens und Mikrosiemens (mS und µS). Zur Durchführung der Impedanzmessung werden kommerziell verschiedene Gerätesysteme angeboten.

Unter den **molekularbiologischen Verfahren** werden heute im Wesentlichen solche zusammengefasst, die auf der DNA-Analytik beruhen. Die Vorteile gegenüber

2 Bakterielle Erreger von Lebensmittelinfektionen

konventionellen Methoden liegen in ihrer Unabhängigkeit von kulturellen Bedingungen. Die Methoden sind schnell, sehr empfindlich, genau und auch automatisierbar. In der Praxis werden zum Nachweis von Salmonellen **Gensonden** und die **Polymerasekettenreaktion** (PCR) eingesetzt. Die Gensondenmethodik wurde in den USA von der AOAC als offizielle Methode anerkannt. Der Nachweis von Salmonellen mit der PCR wird in der DIN-Methode 19135:1999-11 beschrieben. Die für die molekularbiologischen Verfahren erforderlichen Reagenzien sind kommerziell erhältlich.

Die zum Nachweis der Salmonellen eingesetzten **immunologischen Verfahren** beruhen auf der Fähigkeit von Antikörpern, dreidimensionale Strukturen zu erkennen. Eingesetzt werden **Antigen-Antikörper-Reaktionen** auf der Grundlage der **Agglutinationsreaktion** (sichtbare Verklumpung). Üblicherweise werden solche Reaktionen mit Partikeln durchgeführt, an die Antikörper gebunden sind (z. B. Latex-Agglutination). Der **Enzymimmunoassay** (EIA) oder **enzymgebundener Immunosorbentassay** (ELISA) wird als **Sandwich-ELISA** durchgeführt und ist auch kommerziell als Schnelltest (Dipstick- oder Teststreifen) verfügbar.

Meldepflicht nach Infektionsschutzgesetz (IfSG)

Nach § 6 Abs. 1 Nr. 2 IfSG ist der Verdacht auf oder die Erkrankung an akuter infektiöser Gastroenteritis meldepflichtig, wenn eine Person betroffen ist, die im Lebensmittelbereich tätig ist oder zwei oder mehr gleichartige Erkrankungen auftreten, bei denen ein epidemischer Zusammenhang wahrscheinlich ist oder vermutet wird. Nach § 7 ist jeglicher Nachweis von Salmonellen unverzüglich, spätestens jedoch innerhalb von 24 Stunden durch das untersuchende Labor dem für den Einsender zuständigen Gesundheitsamt zu melden.

Tierseuchengesetzgebung

Die Salmonellose der Rinder ist in die Liste der anzeigepflichtigen Tierseuchen aufgenommen. Für *S. Enteritidis* und *S. Typhimurium* besteht Mitteilungspflicht nach § 4 der Hühner-Salmonellen-Verordnung vom 06. April 2009. Auch auf die Schweine-Salmonellen-Verordnung i. d. F. vom 01. September 2005 wird verwiesen.

Verhütung und Bekämpfung

Gemeinschaftsverpflegung/-einrichtungen: Nach § 34 Abs. 1 IfSG gelten für Lehrer, Schüler, Schulbedienstete und Beschäftigte in anderen Kindergemeinschaftseinrichtungen, die an Salmonellose erkrankt oder dessen verdächtig sind, keine Einschränkung mehr, Einrichtungen der Gemeinschaftseinrichtung zu benutzen und an deren Veranstaltungen teilzunehmen. Unabhängig davon ist der Sachverhalt, dass symptomatisch Erkrankte in der Regel nicht arbeitsfähig sind und schon deshalb zu Hause bleiben. Jedoch dürfen Kinder unter sechs Jahren, die an infektiöser Gastroenteritis erkrankt oder dessen verdächtig sind, Gemeinschaftseinrichtungen nicht besuchen und an Veranstaltungen der Gemeinschaftseinrichtung nicht teilnehmen, bis nach ärztlichem Urteil eine Weiterverbreitung der Erkrankung nicht mehr zu befürchten ist.

Lebensmittelbetriebe: Nach § 42 IfSG dürfen Personen, die an Salmonellose erkrankt, dessen verdächtig sind oder Salmonellen ausscheiden, beim gewerbsmäßigen Herstellen, Behandeln oder Inverkehrbringen der in Absatz 2 dieser Vorschrift aufgelisteten Lebensmittel nicht tätig sein oder beschäftigt werden, wenn sie dabei mit den Lebensmitteln in Berührung kommen. Dieses gilt sinngemäß auch für Beschäftigte in Küchen von Gaststätten, Kantinen, Krankenhäusern, Säuglings- und Kinderheimen, Kinderkrippen, Kindergärten sowie in weiteren Bereichen der Gemeinschaftsverpflegung.

§ 43 Abs. 1 IfSG regelt für die genannten Beschäftigten nach schriftlicher und mündlicher Belehrung die Ausstellung einer Bescheinigung darüber durch das Gesundheitsamt sowie die Bedingungen für die Fortführung oder Wiederaufnahme der Tätigkeit.

Sonstige berufliche Tätigkeiten: An Salmonellose Erkrankten, Krankheitsverdächtigen, Ansteckungsverdächtigen und Ausscheidern kann die Ausübung bestimmter beruflicher Tätigkeiten ganz oder teilweise untersagt werden (§ 31 IfSG).

Hygienemaßnahmen

Gemeinschaftsverpflegung/-einrichtungen: Die wichtigste Maßnahme zur Prophylaxe der Übertragung ist das Waschen der Hände vor allem nach jedem Besuch der Toilette, nach Kontakt mit vermutlich kontaminierten Gegenständen (z. B. Windeln), Nahrungsmitteln (z. B. Geflügel) und vor der Zubereitung von Mahlzeiten. Händewaschen führt zwar nicht zur Erregerelimination, wohl aber zur drastischen Reduzierung der Keimzahl an den Händen. In Säuglingsheimen ist besonders die Einhaltung der Hygienemaßnahmen durch das Personal zu beachten.

Lebensmittelbetriebe: Zusätzlich zum Händewaschen sind weitergehende Maßnahmen angezeigt. Zur **Händedesinfektion** sind alkoholische Desinfektionsmittel geeignet. Das Desinfektionsmittel wird dazu nach Angaben des Herstellers in die Hände eingerieben, Nagelfalze und Fingerkuppen sind besonders sorgfältig zu behandeln. Wasser und Seife dürfen erst nach Ablauf der angegebenen Einwirkzeit verwendet werden.

Neben der Schaffung und Erhaltung der Voraussetzung für die Produktion von *Salmonella*-freien Lebensmitteln und der strikten Einhaltung der Hygienevorschriften bei der Gewinnung, Be- und Verarbeitung, Lagerung, Transport und Verkauf von Lebensmitteln, insbesondere tierischen Ursprungs, können folgende individuelle Maßnahmen vorbeugend wirken:

- Alle Speisen und Lebensmittel, die viel Eiweiß und Wasser enthalten, müssen entweder heiß oder unterhalb 10 °C, also im Kühlschrank, aufbewahrt werden. Rohe Fleisch- und Wurstwaren, Schlachtgeflügel, Seetiere, Eier, Cremes, Salate und Mayonnaisen mit Rohei sowie Speiseeis sind stets nach dem Einkauf in den Kühlschrank zu bringen und dort aufzubewahren.

- Speisen dürfen nicht längerfristig warm, d. h., unter 60 °C gehalten werden. Eine sichere Abtötung der Salmonellen wird bei Temperaturen über 70 °C für mindestens 10 Minuten Garzeit erreicht.

- Bei vorgekochten Speisen muss die Abkühlzeit zwischen 60 und 10 °C kurz gehalten werden. Warme Speisen sollen innerhalb von zwei Stunden nach der letzten Erhitzung verzehrt werden.

- Beim Auftauen von gefrorenem Geflügel und Wild enthält das Auftauwasser häufig Salmonellen. Auftauwasser separat auffangen und sofort in den Ausguss schütten (heiß nachspülen). Alle Gegenstände, die damit in Berührung gekommen sind und die Hände sofort danach gründlich mit möglichst heißem Wasser reinigen.

- Beim Kochen mit der Mikrowelle keine zu kurzen Garzeiten wählen, damit die Speisen auch im Innern ausreichend erhitzt werden. Beim Aufwärmen von Speisen müssen 70 °C überschritten werden.

- Instantprodukte sind immer nur kurz vor dem Verzehr zuzubereiten.

- Strenge Beachtung der persönlichen Hygiene.
- Verwendung und häufiger Wechsel von kochbaren Küchentüchern.

Ausgewählte Informationsquellen:

BAUMGART, J.; BECKER, B.;, STEPHAN, R. (Herausgeber): Mikrobiologische Untersuchung von Lebensmitteln (Loseblattsammlung). Behr's Verlag Hamburg

BECKER, H.; MÄRTLBAUER, E. (2002): Conventional and commercially-available alternative methods in food microbiology for the detection of selected pathogens and toxins. Biotest Bulletin 6, 265–319

Bundesinstitut für Risikobewertung (BfR): www.bfr.bund.de (Suchpunkt: Salmonellen)

KLEER, J.; SINELL, H. J.: *Shigella* spp. In: Fehlhaber, K.; Kleer, J.; Kley, F. (Herausgeber): Handbuch Lebensmittelhygiene (Loseblattsammlung). Behr's Verlag Hamburg. Grundwerk 2005

Robert Koch-Institut (RKI): Ratgeber Infektionskrankheiten – Merkblätter für Ärzte (www.rki.de). Dort weitere umfassende Literaturangaben

Robert Koch-lnstitut (RKI): Epidemiologisches Bulletin (mit Statistiken meldepflichtiger Infektionskrankheiten). (www.rki.de/infekt/epibull/epi.htm)

2.1.2 *Campylobacter* spp. – Campylobakteriosen

Erreger

Die bakteriellen Erreger der Gattung *Campylobacter* (*C.*) sind gramnegative, sehr schlanke, gekrümmte bis spiralige und zumeist monotrich oder bipolar begeiselte Stäbchen, die sich unter verminderten Sauerstoffpartialdrücken bei Temperaturen von mindestens 37 °C auf geeigneten Selektivnährböden anzüchten lassen. *Campylobacter* wurde früher der Gattung *Vibrio* zugeordnet. Bisher wurden 21 Spezies und Subspecies identifiziert Neuere taxonomische Untersuchungen innerhalb der Gattung *Campylobacter* weisen fünf eigenständige Gruppen aus, von denen innerhalb der Gruppe der thermophilen und katalasepositiven Arten in erster Linie *C. jejuni*, gelegentlich auch *C. coli* und *C. laridis* als Zoonoseerreger besondere Bedeutung haben.

Zur **Kultivierung der Keime** muss die O_2-Konzentrationen zwischen 5 und 10 % liegen und ein gleicher Bereich wird auch für die CO_2-Konzentration empfohlen. Die Erreger sind sehr empfindlich. Ihre Hitzeresistenz ist deutlich geringer als die der Salmonellen. pH-Werte unter 4,9 und a_w-Werte unter 0,987 verhindern die Vermehrung.

2 Bakterielle Erreger von Lebensmittelinfektionen

Reservoir

Die hauptsächlichen Erregerreservoire sind warmblütige Wild-, Nutz- und Heimtiere (Vögel und Säugetiere). Der Erreger kann als **Kommensale des Geflügeldarmtraktes** angesehen werden. Er kommt auch im Darmtrakt anderer warmblütiger Tiere vor, ohne dass diese klinischen Symptome eine Erkrankung zeigen. Die Kolonisationsrate kann sehr hoch sein und über 10^6 Kolonie bildende Einheiten (KbE)/g Kot betragen. Die Erreger können, vor allem bei niedrigen Umgebungstemperaturen, einige Zeit in der Umwelt oder in Lebensmitteln überleben, sich aber nicht außerhalb des Wirtsorganismus, also beispielsweise in Lebensmitteln, vermehren. Darin unterscheiden sich diese beispielsweise von Salmonellen und pathogenen *E. coli*.

Infektionsweg

Die Campylobakteriose des Menschen ist vorzugsweise eine lebensmittelbedingte Infektion. Nach Fall-Kontroll-Studien in Norwegen, Schweden, den Niederlanden, den USA und Dänemark bilden unzureichend erhitztes oder rekontaminiertes **Geflügelfleisch und -produkte** (nicht aber Eier) die Hauptinfektionsquelle. Weitere Infektionsquellen sind nicht pasteurisierte Milch, kontaminiertes, nicht gechlortes Trinkwasser und Heimtiere (besonders durchfallkranke Welpen und Katzen) sowie rohes Hackfleisch.

Eine direkte Übertragung von Mensch zu Mensch ist aufgrund der geringen krankheitsauslösenden Infektionsdosis von ~500 Keimen bei Kindern möglich. Auch Infektionen beim Baden in kontaminierten Oberflächengewässern kommen vor. Krankheitsübertragende Lebensmittel und Wasser sind primär von ausscheidenden Tieren kontaminiert. Die Erreger vermögen einige Zeit in der Umwelt oder in Lebensmitteln zu überleben, können sich aber nicht außerhalb des Wirtsorganismus vermehren.

Vorkommen

Infektionen durch Bakterien der Gattung *Campylobacter* sind weltweit verbreitet. In der warmen Jahreszeit treten diese Erkrankungen in Europa vermehrt auf. Sie spielen eine bedeutende Rolle bei der Reisediarrhoe. Wie bei vielen Enteritiden anderer Ursache sind auch bei *Campylobacter*-Infektionen Kinder unter sechs Jahren besonders häufig von der Erkrankung betroffen. Als Besonderheit wird aber bei Infektionen durch *C. jejuni* und *C. coli* eine weitere Häufung bei jungen Erwachsenen zwischen 18 und 35 Jahren gefunden.

Wie in anderen Ländern mit *Campylobacter*-Surveillance zeigt sich auch in Deutschland, dass *Campylobacter* zu den häufigsten Erregern infektiöser Magen-Darm-Erkrankungen gehören. In Deutschland waren *Campylobacter*-Keime bis zum Jahr 2003 (47.876 übermittelte *Campylobacter*-Fälle) sowohl die zweithäufigsten gemeldeten Erreger in der Gesamtstatistik als auch nach Salmonellen die zweithäufigsten gemeldeten bakteriellen Enteritiserreger. Im Jahr 2009 hat die Zahl der *Campylobacter*-Infektionen die durch Salmonellen verursachten Fälle mit annähernd 63.000 übertroffen. Während im Jahr 2002 die Inzidenz im Bundesdurchschnitt 68,3 Erkrankungen pro 100.000 Einwohner betrug, lag diese im Jahr 2003 bei 58,0 Erkrankungen pro 100.000 Einwohner und erreichte in 2009 einen Wert von über 75. Die jährliche Inzidenzrate weist jahreszeitlich und regional bedingte Unterschiede auf. Auch in der EU war die Campylobakteriose in 2008 mit über 190.000 bestätigten Fällen die am häufigsten gemeldete bakterielle Magen-Darm-Erkrankung, mit Geflügelfleisch als vorherrschender Infektionsquelle (siehe Kapitel 1.5).

Inkubationszeit

In der Regel zwei bis sieben Tage, in Einzelfällen ein bis 10 Tage.

Dauer der Ansteckungsfähigkeit

Die Patienten sind potenziell infektiös, solange Erreger im Stuhl ausgeschieden werden. Personen, die nicht antibiotisch behandelt werden, können die Erreger über einen Zeitraum von zwei bis vier Wochen ausscheiden. Bei Immunschwäche (z. B. AIDS-Patienten) ist mit einer Langzeitausscheidung zu rechnen.

Krankheitsbild

Viele Infektionen verlaufen ohne Symptome. Manifeste Erscheinungen einer Infektion mit *C. jejuni* bieten gewöhnlich das Bild einer akuten Enteritis, die nicht von Enteritiden anderer Genese zu unterscheiden ist. Häufig bestehen 12 bis 24 Stunden vor Auftreten der enteritischen Symptome Fieber (38 bis 40 °C), Kopfschmerzen, Muskelschmerzen (Myalgien), Gelenkschmerzen (Arthralgien) und Müdigkeit. Die häufigsten Symptome sind Diarrhoen, Bauchschmerzen bzw.

-krämpfe, Fieber, Müdigkeit. Die Diarrhoen können zwischen breiigen bis massiv wässrigen, selten auch blutigen Stühlen variieren. Die Krankheit dauert in der Regel einen Tag bis zu einer Woche, mitunter auch länger. Die seltenen protrahierten oder chronischen Verläufe betreffen meist resistenzgeminderte und immun geschwächte Personen. Als seltene **Komplikation** können das **Guillain-Barré-Syndrom** (akute Entzündung peripherer Nerven und Nervenwurzeln bis hin zu Lähmungen der Arme und Beine) sowie **reaktive Gelenkentzündungen** (Arthritiden) auftreten.

Die Infektionen heilen gewöhnlich spontan. Bei 5 bis 10 % der unbehandelten Patienten können Rezidive entstehen.

Infektionen durch *C. fetus* ssp. *fetus* verursachen häufig systemische Manifestationen. Initial können intermittierende Diarrhoen oder unspezifische Abdominalschmerzen auftreten. Nach vorübergehender Symptomfreiheit kann die Krankheit erneut mit Fieber, Schüttelfrost und Myalgien rezidivieren. Komplikationen bzw. Spätfolgen sind in seltenen Fällen *Endocarditis lenta* (Entzündung der Herzinnenhaut), eine septische Arthritis, eine septische Phlebitis (Venenentzündung), Meningitis (Hirnhautentzündung) sowie das Guillain-Barré-Syndrom (siehe oben).

Diagnostik beim Menschen

Die Sicherung der Diagnose durch Nachweis des Erregers erfolgt in der Regel durch Anzucht aus möglichst frischem Stuhl. Der Nachweis von *C. jejuni* und *C. coli* kann auch durch Antigennachweis im Stuhl mittels ELISA oder durch Nukleinsäurenachweis (PCR) durchgeführt werden. Diese Verfahren sind aber noch in der Phase der Validierung.

Als Feintypisierungsmethode zur Sicherung von Infektionsketten ist die Pulsfeldgelelektrophorese (PFGE) geeignet. Als weitere Möglichkeit zur **epidemiologischen Feindifferenzierung** stehen der Flagellin-RFLP (Restriktionsfragmentlängenpolymorphismus), der Fragmentlängenpolymorphismus nach Amplifikation (AFLP) sowie die Sequenzierung des *fla*B-Gens zur Verfügung. Der Antikörpernachweis ist möglich, jedoch nicht als Routinemethode eingeführt. Aufgrund der genetischen Variabilität von *Campylobacter* sollten die genannten Methoden nur anlassbezogen bei Ausbrüchen angefordert werden.

2.1 Gramnegative Bakterien

Nachweis in Lebensmitteln

Es gibt zahlreiche Vorschläge für den Nachweis der Erreger, jedoch noch kein genormtes Nachweisverfahren. Ein bewährtes Verfahren auf thermophile *Campylobacter*-Arten mit Anreicherung umfasst nachstehende Schritte:

1. Anreicherung einer bestimmten Probenmenge in *Campylobacter*-Selektivanreicherung nach Preston oder in Bolton-Bouillon (24 Stunden bei 42 °C mikroaerophil)
2. Ösenausstrich auf mCCDA- und Preston-Agar (24 bis 48 Stunden bei 42 °C, mikroaerophil)
3. Ausstrich typischer Kolonien auf Columbia-Blutagar (48 Stunden bei 42 °C, mikroaerophil)
4. Identifizierung durch Gensonde, Biochemie oder Latex-Agglutinationstest.

Zur **Bestimmung der Keimzahl** kann ein Direktausstrich auf mCCDA- und Preston-Agar erfolgen. Die typischen Kolonien auf Columbia-Blutagar werden mit Gensonde, biochemisch oder durch Agglutinationstest identifiziert.

Ein bewährtes Verfahren ist auch die **Filtermethode**. Dabei werden von der bebrüteten Anreicherung 300 µl auf einen Filter vorsichtig mit einem Spatel verteilt. Die Petrischale mit dem Filter wird eine Stunde bei Zimmertemperatur inkubiert. Anschließend wird der Filter entfernt und das Selektivmedium weiter bei 42 °C unter mikroaerophilen Bedingungen über 48 Stunden bebrütet. Voraussetzung für dieses Verfahren ist eine Anreicherung auf 10^4 bis 10^5 Zellen/ml.

Therapie

In der Regel ist keine oder eine symptomatische Behandlung erforderlich (Volumen- und Elektrolytsubstitution ist in den meisten Fällen ausreichend). Eine **antibiotische Therapie** ist indiziert bei Patienten mit hohem Fieber und schweren klinischen Verläufen. Auch bei immungeschwächten Patienten oder Sepsis und Persistenz der Symptome für länger als eine Woche ist eine antibiotische Therapie erforderlich. Mittel der Wahl sind Erythromycin und Chinolone (Gyrasehemmer). Bei letzteren wird eine zunehmende Resistenzentwicklung beobachtet.

2 Bakterielle Erreger von Lebensmittelinfektionen

Präventiv- und Bekämpfungsmaßnahmen

Derzeit sind die Möglichkeiten zur **Prophylaxe der Campylobakteriose** des Menschen unbefriedigend. Am wichtigsten ist die Sanierung oder Reduktion der Durchseuchung der Schlachtgeflügelbestände sowie die Verbesserung und strikte Einhaltung der **Schlachthygiene**, vor allem bei Geflügel (*C. jejuni*) und Schweinen (*C. coli*). Bei Herstellung, Lagerung, Transport und Verkauf von Lebensmitteln gelten dieselben Hygieneregeln wie zur Vermeidung der Verbreitung anderer Enteritis-Erreger.

Um den Verbraucher vor *Campylobacter*-Infektionen zu schützen, weist das ehemalige Bundesinstitut für gesundheitlichen Verbraucherschutz und Veterinärmedizin (BgVV) in einer Empfehlung auf die **konsequente Küchenhygiene bei der Speisenzubereitung** hin. Weiterhin wird auf das gründliche Durchgaren von Fleisch, vor allem Geflügelfleisch, das Abkochen von Milch, die direkt vom Erzeuger abgegeben wird, sowie auf den Verzicht des Genusses von rohen Lebensmitteln tierischer Herkunft (einschließlich Rohmilch als Hof- oder Vorzugsmilch) bei Säuglingen, Kleinkindern sowie alten und abwehrgeschwächten Menschen verwiesen.

Allgemeine Maßnahmen zur Prophylaxe der Übertragung von *Campylobacter*-Infektionen sind das Waschen der Hände vor allem nach jedem Toilettenbesuch, nach Kontakt mit vermutlich kontaminierten Gegenständen (z. B. Windeln), rohem Geflügelfleisch, Arbeitsgeräten und -flächen in der Küche und vor der Zubereitung von Mahlzeiten. Händewaschen führt zwar nicht zur sicheren vollständigen Beseitigung, aber zur drastischen Reduzierung der bakteriellen Keime an den Händen.

Während der **Dauer ihrer Erkrankung** sollten Patienten zu Hause bleiben und die angeführten Hygienemaßnahmen beachten. Nach Abklingen des Durchfalls können Gemeinschaftseinrichtungen wieder besucht werden. Bei Kleinkindern in Kindertagesstätten ist aufgrund der Möglichkeit einer direkten Übertragung von Mensch zu Mensch jedoch weiterhin Vorsicht geboten und die Stuhlkontrollen sollten fortgesetzt werden, bis erkennbar ist, dass keine weiteren Erkrankungen auftreten und die Hygienemaßnahmen erfolgreich waren.

Für Kontaktpersonen sind keine besonderen Maßnahmen erforderlich, solange keine enteritischen Symptome auftreten.

Maßnahmen nach dem Infektionsschutzgesetz (IfSG)

Personen, die an einer *Campylobacter*-Infektion erkrankt sind oder bei denen der Verdacht auf eine Erkrankung besteht, dürfen gemäß § 42 IfSG nicht in Lebensmittelbetrieben tätig sein. Diese Personen dürfen beim Herstellen, Behandeln oder Inverkehrbringen bestimmter Lebensmittel (s. nachfolgende Aufstellung) nicht tätig sein, wenn sie mit Lebensmitteln in Berührung kommen. Dieses gilt auch für Beschäftigte in Küchen von Gaststätten und sonstigen Einrichtungen mit oder zur Gemeinschaftsverpflegung. Lebensmittel gemäß § 42 IfSG sind:

- Fleisch, Geflügelfleisch und Erzeugnisse daraus
- Milch und Erzeugnisse auf Milchbasis
- Fische, Krebse oder Weichtiere und Erzeugnisse daraus
- Eiprodukte
- Säuglings- und Kleinkindernahrung
- Speiseeis und Speiseeishalberzeugnisse
- Backwaren mit nicht durchgebackener oder durcherhitzter Füllung oder Auflage, ausgenommen Dauerbackwaren
- Feinkost-, Rohkost- und Kartoffelsalate, Marinaden, Mayonnaisen, andere emulgierte Soßen, Nahrungshefen.

Bei **Ausbrüchen** ist es wichtig, die Infektionsquelle bzw. das übertragende Vehikel schnell zu erkennen, um eine weitere Ausbreitung zu verhindern. Dieses erfordert eine enge Kooperation human- und veterinärmedizinischer Einrichtungen. Besteht der Verdacht auf eine Übertragung durch bestimmte Lebensmittel oder infizierte Tiere, sollte das Gesundheitsamt die zuständige Lebensmittelbehörde und das zuständige Veterinäramt unverzüglich informieren. In gleicher Weise sollten auch Veterinär- und Lebensmittelbehörden bei Kenntnis von Krankheiten, die im Zusammenhang mit Lebensmittelverzehr oder Tierkontakt stehen, das zuständige Gesundheitsamt informieren.

Nach § 7 IfSG ist der Nachweis von darmpathogenen *Campylobacter*-Spezies meldepflichtig, sofern eine akute Infektion anzunehmen ist. Gemäß § 6 IfSG sind Krankheitsverdacht und Erkrankung meldepflichtig, wenn die entsprechende Person eine Tätigkeit nach § 42 IfSG ausübt.

2 Bakterielle Erreger von Lebensmittelinfektionen

Tierseuchengesetzgebung

Die Campylobakteriose, verursacht durch thermophile *Campylobacter*, ist nach dem Tierseuchenrecht meldepflichtig.

Kontakte

Nationales Referenzzentrum für Salmonellen und andere bakterielle Enteritiserreger: Robert Koch-Institut (Bereich Wernigerode), Burgstr. 37, 38855 Wernigerode, Tel.: 03943/679-206; Fax 03943/679-207.

Für die Campylobakteriose als **meldepflichtige Tierseuche** ist das Friedrich-Loeffler-Institut (FLI) (Standort Jena), Naumburger Str. 96a, 07743 Jena, Tel.: 03641/804-0, Fax 03641/804-228 zuständig.

Ausgewählte Informationsquellen:

BAUMGART, J.; BECKER, B.;, STEPHAN, R. (Herausgeber): Mikrobiologische Untersuchung von Lebensmitteln (Loseblattsammlung). Behr's Verlag Hamburg

Bundesinstitut für Risikobewertung (BfR): www.bfr.bund.de (Suchpunkt: *Campylobacter*)

KLEER, J.; SINELL, H. J.: *Shigella* spp. In: FEHLHABER, K.; KLEER, J.; KLEY, F. (Herausgeber): Handbuch Lebensmittelhygiene. Behr's Verlag Hamburg. Grundwerk 2005

Robert Koch-Institut (RKI): Ratgeber Infektionskrankheiten – Merkblätter für Ärzte (www.rki.de). Dort weitere umfassende Literaturangaben

Robert Koch-lnstitut (RKI): Epidemiologisches Bulletin (mit Statistiken meldepflichtiger Infektionskrankheiten). (www.rki.de/infekt/epibull/epi.htm)

2.1.3 *Arcobacter* spp. – *Arcobacter*-Infektionen

Erreger

Arten der Gattung *Arcobacter* gehörten bisher zur Gattung *Campylobacter*. Diese Keime vermehren sich im Gegensatz zu den Arten der Gattung *Campylobacter* unter aeroben Bedingungen bei 15 bis 30 °C. Zur Gattung *Arcobacter* gehören die Arten *A. skirrowii, A. cryaerophilus, A. butzleri* und *A. nitrofigilis*. Darüber hinaus werden *A. halophilus*, einem Salz liebenden Keim, sowie *A. sibarius* beschrieben.

Die Vertreter der Gattung *Arcobacter* sind gramnegativ und zeigen im Katalasesowie Oxidasetest eine positive Reaktion. Es sind monotrich begeißelte, nicht

Sporen bildende Stäbchen mit einem Wachstumsoptimum von circa 30 °C. Im Gegensatz zu den pathogenen thermophilen *Campylobacter* spp. wachsen *Arcobacter* spp. auf Blutagar nicht oder nur sehr langsam bei 42 °C.

Über die **Hitzeresistenz** von *Arcobacter* spp. liegen keine umfassenden Studien vor. Es kann jedoch davon ausgegangen werden, dass sie ebenso hitzelabil wie *Campylobacter* spp. sind. Auch über **Pathogenitätsmechanismen und Virulenzfaktoren** ist nur wenig bekannt. Ein in Zellkulturen zytotoxischer Stoff wurde nachgewiesen, jedoch noch nicht näher charakterisiert.

Reservoir und Vorkommen

Die Keime kommen im Darm von Mensch und Tier und in verunreinigten Lebensmitteln, besonders Geflügel- und Schweinefleisch bei schlechter Schlachthygiene, vor. *A. nitrofigilis* wurde bisher nur bei Pflanzen nachgewiesen. Allerdings sind das natürliche Habitat für *Arcobacter* spp. sowie die Kontaminationsquellen für Lebensmittel bis jetzt noch nicht vollständig bekannt. Eine Infektion des Menschen über kontaminierte Lebensmittel tierischer Herkunft erscheint möglich.

Krankheitsbilder

Bauchschmerzen, Durchfall, teilweise Erbrechen und Fieber. Krankheitsdauer ein bis acht Tage. Erkrankungen können auch durch verunreinigtes Wasser auftreten. Kontaktinfektionen durch Haustiere sind möglich.

Exposition und Risikocharakterisierung

In der Literatur werden ***Arcobacter*-Belastungen** beschrieben, die zwischen <1 % und über 50 % bei Schweinefleisch liegen und bei Hähnchenfleisch bis zu 100 % erreichen können. Damit ist eine Aufnahme von *Arcobacter* spp. durch den Verbraucher bei Rohverzehr oder Verzehr von unzureichend erhitzter bzw. bei mangelnder Küchenhygiene durch die Kontamination anderer, verzehrsfertiger Lebensmittel möglich.

Um das **Risiko**, das von *Arcobacter* spp.-kontaminierten Lebensmitteln ausgehen könnte, zu charakterisieren, fehlen derzeit jedoch noch umfassende Daten zur Exposition sowie zu den potenziellen Auswirkungen der nachgewiesenen Keime. Auch eine Schätzung der Exposition erscheint derzeit nicht möglich, da unzurei-

2 Bakterielle Erreger von Lebensmittelinfektionen

chende Angaben zu Inzidenzen (über Einzelfallmeldungen oder andere Informationen errechnet oder geschätzt) vorliegen. Derzeit existieren keine standardisierten Isolierungsmethoden zum Nachweis von *Arcobacter* spp.. Die Qualität der zur Verfügung stehenden Daten ist aufgrund der **nicht standardisierten Untersuchungsmethoden** mit großen Unsicherheiten verbunden. Grundsätzlich erscheint jedoch eine Übertragung von *Arcobacter* spp. über Trinkwasser und auch durch andere Lebensmittel möglich. Dieses wird durch die **vergleichsweise hohen Kontaminationsraten** bei bestimmten Lebensmitteln gelegt.

Nachweis

Derzeit existieren **keine standardisierten Isolierungsmethoden** zum Nachweis von *Arcobacter* spp. bei Lebensmitteln. Ein möglicher Isolierungs- und Untersuchungsgang wird wie folgt beschrieben:

Zwanzig Gramm des Produktes werden im Verhältnis 1+9 mit physiologischer Kochsalzlösung homogenisiert. Ein Milliliter dieser Suspension wird in *Arcobacter*-Selektivbouillon (ASB) überführt und bei 25 °C 24 bis 48 Stunden bebrütet. Alternativ können 20 g des Produktes in 100 ml *Arcobacter*-Medium bei 25 °C 48 bis 72 Stunden bebrütet werden. Aus der Anreicherung erfolgt ein Ösenausstrich auf *Arcobacter*-Selektivmedium mit einer Bebrütung bei 25 °C über 48 bis 72 Stunden.

Ein **quantitativer Nachweis ist mit der Filtermethode oder im Spatelverfahren** möglich. Bebrütung ebenfalls bei 25 °C 48 bis 72 Stunden.

Mit dem System API Campy sind Arten der Gattung *Arcobacter* nicht sicher identifizierbar.

Ausgewählte Informationsquellen

BAUMGART, J.; BECKER, B.;, STEPHAN, R. (Herausgeber): Mikrobiologische Untersuchung von Lebensmitteln (Loseblattsammlung). Behr's Verlag Hamburg

Bundesinstitut für Risikobewertung (BfR): *Arcobacter* spp. in rohem Fleisch kann beim Menschen Lebensmittelinfektionen auslösen. Stellungnahme Nr. 46/2007 vom 01. November 2007 (dort umfangreiches Literaturverzeichnis). (www.BfR.Bund.de)

FEHLHABER, K.; KLEER, J.; KLEY, F. (Herausgeber): Handbuch Lebensmittelhygiene (Loseblattsammlung). Behr's Verlag Hamburg. Grundwerk 2005

2.1.4 Enterovirulente *Escherichia* coli

Allgemeines

Escherichia (E.) coli ist ein normaler Bewohner des Darms des Menschen und vieler Tiere. Einige *E. coli*-Stämme können jedoch zu intestinalen Erkrankungen und damit verbundenen Komplikationen führen. Zu diesen Enterovirulenten *E. coli* (EVEC) gehören insbesondere

- Verotoxin- oder Shigatoxin bildende *E. coli* (STEC), häufig auch als Enterohämorrhagische *E. coli* (EHEC) oder verotoxinogene *E. coli* (VTEC) bezeichnet
- Enterotoxin bildende *E. coli* (ETEC)
- Enteroinvasive *E. coli* (EITEC)
- Enteropathogene (säuglingspathogene) *E. coli* (EPEC)
- Enteroaggregative *E. coli* (EAEC oder EAggEC)
- Diffus adhärente *E. coli* (DAEC).

Von besonderer lebensmittelhygienischer Bedeutung sind die EHEC/VTEC. Diese werden durch ihre Fähigkeit zur Bildung bestimmter Toxine, sog. Shigatoxine (auch Shiga like-Toxine oder Verotoxine), charakterisiert. Daraus leitet sich die Bezeichnung als Shigatoxin bildende *E. coli* (STEC) bzw. Verotoxin bildende *E. coli* (VTEC) ab.

EHEC-Infektionen des Menschen führen zu akuten lokalen entzündlichen Prozessen des Dickdarms (Gastroenteritis), die sich über eine Hämorrhagische Colitis (HC) zu den lebensbedrohlichen postinfektiösen Syndromen, dem Hämolytisch Urämischen Syndrom (HUS) und der Thrombotisch Thrombozytopenischen Purpura (TTP) weiterentwickeln können. Als EHEC im engeren Sinne werden nur STEC aufgefasst, die beim Menschen die oben beschriebenen Erkrankungsbilder hervorrufen können. Da bislang jedoch eindeutige Marker zur Differenzierung zwischen STEC und EHEC fehlen, werden derzeit alle vom Menschen isolierten STEC als EHEC bezeichnet.

Erreger

Die Enterovirulenten *E. coli* sind gramnegative, fakultativ anaerobe Keime, die zu der Familie der *Enterobacteriaceae* gehören. Die Vermehrungstemperatur liegt

2 Bakterielle Erreger von Lebensmittelinfektionen

zwischen 8 und 37 °C mit einem Maximum bei 45 °C. Der minimale pH-Wert wird mit 5,0 angegeben, obwohl bestimmte Stämme drei Stunden bei pH 1,5 überleben können. Die Hitzeresistenz ist vergleichsweise gering (D_{60} = 45 Sekunden, z-Wert 4,4 bis 4,8 °C). EHEC-Bakterien werden aufgrund ihrer Antigenstruktur in verschiedene Serovare eingeteilt. Als wichtigste und häufigste Serovare gilt *E. coli* O157:H7, aber auch *E. coli* O157:H-, O26:H11, O111:H-, O103:H2, O104:H, O145:H- und viele andere wurden als wichtige pathogene Serovare beschrieben. Darüber hinaus werden ständig neue Serovare nach EHEC-Infektionen beim Menschen isoliert. Die von EHEC-Bakterien gebildeten Shigatoxine (*Stx*) bzw. Verotoxine (VT) lassen sich aufgrund ihrer genetischen und serologischen Besonderheiten in die Subtypen *Stx*1, *Stx*2, *Stx*2c, *Stx*2d, *Stx*2e und *Stx*2f einteilen.

Die **Shigatoxine binden an spezielle Zellwandrezeptoren** (Gb3 und Gb4), die vor allem im kapillaren Endothel vorkommen. Shigatoxine blockieren dort die Proteinsynthese und führen zu einem schnellen Zelltod und damit zu kapillaren Endothelschäden. Diese stellen pathophysiologisch deshalb auch die Primärwirkungen der Toxine dar. Erst die sich daraus ergebenden Sekundäreffekte wie hämolytische Anämie, Nierenversagen bis zur Anurie (Harnversagen), Thrombozytopenie (Thrombozytenmangel), thrombotische Mikroangiopathie (Schädigung kleiner Blutgefäße) sowie Hautblutungen (Purpura) stellen die postinfektiösen lebensbedrohlichen Komplikationen dar, die u. a. als Hämolytisch Urämisches Syndrom (HUS) zusammengefasst werden.

Die Mehrzahl der für den Menschen als EHEC relevanten Shigatoxin bildenden *E. coli*-Bakterien entwickeln darüber hinaus für den menschlichen **Dickdarm spezifische Kolonisationsfaktoren** (z. B. Intimin-Adhärenzproteine) und unterscheiden sich dadurch von Shigatoxin bildenden Bakterien, die nur beim Tier kolonisieren können. Bei 10 bis 15 % der EHEC sind jedoch keine der bisher bekannten Anheftungsstrukturen nachweisbar.

Reservoir und Infektion

Wiederkäuer, vor allem Rinder (aber auch Schafe, Ziegen und Wildwiederkäuer), werden als ein Hauptreservoir für EHEC angesehen. Ähnlich wie die Enteritissalmonellose des Menschen treten EHEC-Infektionen weltweit vor allem in Ländern mit einer hoch entwickelten Landwirtschaft auf. **Endemiegebiete** finden sich in den USA, Großbritannien, Kanada und auch Japan. Der besonders virulente Protopathotyp *E. coli* O157:H7 wird dagegen im kontinentaleuropäischen Bereich vergleichsweise seltener nachgewiesen.

Seit ihrer Entdeckung 1977 konnte eine Vielzahl von **Vehikeln** für menschliche Infektionen nachgewiesen werden (z. B. Rinderhackfleisch („Hamburger Disease"), Salami, Mettwurst, Rohmilch, nicht pasteurisierter Apfelsaft, Salami, Sprossen sowie Bade- und Trinkwasser). Von Bedeutung sind ebenfalls auch Mensch-zu-Mensch-Infektketten, was besonders für Gemeinschaftseinrichtungen (Kindergärten, Altenheime etc.) zu beachten ist. Auch sind direkte Tier-Mensch-Kontakte als Übertragungswege möglich, beispielsweise in Streichelzoos oder bei Besuchen landwirtschaftlicher Betriebe.

EHEC-Infektionen können somit auf vielfältige Art und Weise übertragen werden. Auch **Mensch-zu-Mensch-Übertragungen** sind ein bedeutender Übertragungsweg, der durch die sehr geringe Infektionsdosis von EHEC begünstigt wird. Nach vom Robert Koch-Institut durchgeführten Fall-Kontroll-Studien sind die Übertragungswege für sporadische EHEC-Erkrankungen altersabhängig. Bei Kleinkindern ist der direkte Kontakt zu Wiederkäuern das höchste Erkrankungsrisiko. Bei älteren Kindern und Erwachsenen stehen die lebensmittelbedingten Erkrankungen im Vordergrund, wobei der Verzehr von Lammfleisch und von streichfähigen Rohwürsten mit einem erhöhten Erkrankungsrisiko behaftet ist. Etwa die Hälfte aller **EHEC-Isolate aus Lebensmitteln in Deutschland** tragen die mit erhöhter Virulenz für den Menschen assoziierten Toxine *Stx*2, *Stx*2c und/oder *Stx*2d (mit den häufigsten Serogruppen O113 und O91).

Die **minimale Infektionsdosis** für EHEC-Infektionen ist sehr gering. In Ausbruchsuntersuchungen konnte gezeigt werden, dass durchschnittlich weniger als 10^2 Keime für Infektionen mit dem Serovar O157:H7 ausreichend waren. Wie bei allen Infektionskrankheiten ist die Infektionsdosis auch von der individuellen Disposition des Patienten abhängig. EHEC-Bakterien weisen eine relativ große Umweltstabilität und eine gute Überlebensfähigkeit in saurem Milieu auf, was ihre geringe Infektionsdosis mitbegründet.

Inkubationszeit

Die Inkubationszeit beträgt meist zwei bis 10 Tage, kann aber auch länger dauern.

Dauer der Ansteckungsfähigkeit

Eine Ansteckungsfähigkeit besteht, solange EHEC-Bakterien im Stuhl nachgewiesen werden. In der Regel dauert die Keimausscheidung fünf bis 10 (bis 20) Tage, kann aber (besonders bei Kindern) auch über einen Monat betragen. Vereinzelt kommt es nach einer Erkrankung zur wochen- bzw. monatelangen Ausscheidung von EHEC bei klinisch unauffälligem Bild.

Vorkommen

Die registrierte Häufigkeit in Deutschland ist gegenwärtig noch sehr von der Inanspruchnahme labordiagnostischer Möglichkeiten abhängig. Im Jahr 2009 wurden in Deutschland 835 EHEC-Meldungen erfasst (2000: 1.088; 1999: 982); 764 Fälle wurden im Jahr 2000 als Erkrankungen (1999: 775) und 324 als Ausscheider (1999: 207) gemeldet. Seit Einführung der Meldepflicht gemäß IfSG hat die Zahl der auf der Basis der Falldefinition gemeldeten Fälle zugenommen. In einer Sentinelstudie (RKI/Labor Dr. Wagner, Göttingen) zur ätiologischen Klärung akuter Gastroenteritiden wurden EHEC-Bakterien bei 3,2 % der sporadisch aufgetretenen Durchfallerkrankungen nachgewiesen. Nach dem EU-Zoonosenbericht wurden im Jahr 2008 3.159 Fälle humaner VTEC-Infektionen nachgewiesen.

Krankheitsbilder

EHEC: blutiger, häufiger aber wässriger Durchfall. Obwohl die meisten Infektionen mit EHEC-Bakterien leicht verlaufen und deshalb vielfach unerkannt bleiben können, lassen sich bei Säuglingen, Kleinkindern, alten Menschen und Abwehrgeschwächten dramatische und lebensbedrohliche Krankheitsbilder nach EHEC-Infektionen beobachten. Die Inkubationszeit beträgt in Abhängigkeit von der Infektionsdosis meist ein bis drei Tage, kann aber auch bis zu acht Tage betragen. Selten tritt Fieber auf, häufig jedoch Übelkeit, Erbrechen und Abdominalschmerzen. In ca. 10 bis 20 % der Fälle entwickelt sich aus der Gastroenteritis die hämorrhagische Colitis mit Leibschmerzen, blutigem Stuhl, oft auch mit Fieber. In rund 5 bis 10 % der Erkrankungen durch das Serovar O157:H7 entwickeln sich die lebensbedrohlichen postinfektiösen Syndrome des HUS (mit hämolytischer Anämie, Nierenversagen bis zur Anurie und thrombotischer Mikroangiopathie) und der TTP (mit Thrombozytopenie, Hautblutungen, hämolytischer Anämie) sowie vielfach neurologischen Veränderungen, je nachdem, wo die Primärschäden durch die Toxine auftreten. Die Letalität bei HUS und TTP ist besonders im Kindesalter hoch (1 bis 5 %), häufig kommt es zum akuten Nierenversagen mit Dialysepflicht, seltener zum irreversiblen Nierenfunktionsverlust mit chronischer Dialyse (bis hin zur Transplantation). Die Keimausscheidung dauert in der Regel fünf bis 20 Tage, kann aber im Einzelfall (besonders bei Kindern) bis zu mehreren Monaten betragen. Auch symptomlose Ausscheider (Kinder, Erwachsene) sind möglich und kön-

2.1 Gramnegative Bakterien

nen als unerkannte Infektionsquelle dienen. Beim Auftreten der postinfektiösen Syndrome HUS und TTP können die Erreger bereits verschwunden sein, sodass die vorausgegangene Infektion ggf. nur noch serologisch (AK-Anstieg) nachzuweisen ist.

ETEC: Wässrige Durchfälle, als **Reisediarrhoe** bei Erwachsenen und als Säuglingsenteritis in den Tropen bekannt. Als Ursache des Wasserverlustes gelten das hitzelabile (LT) und das hitzestabile (HT) Enterotoxin.

EIEC: Das Krankheitsbild entspricht mit wässrigen und blutigen, häufig schleimigen Durchfällen dem der eng verwandten Shigelleninfektion.

EPEC: Verursacht Durchfall bei Säuglingen. Für die Anheftung an das Darmepithel sind Virulenzfaktoren von Bedeutung.

EAEC: Diese Keime verursachen persistente Durchfälle, insbesondere bei Kindern in den Tropen. Auch unter Erwachsenen verursachen sie Reisediarrhoen bei Fernreisen, Lebensmittelinfektionen in gemäßigten Breiten und sind an Durchfällen von HIV-Patienten beteiligt. Virulenzfaktoren sind bekannt.

DAEC: Verursachen nach neueren Erkenntnissen persistente Durchfälle bei Kindern.

Diagnose und Differenzialdiagnose beim Menschen

Die postinfektiösen Syndrome HUS und TTP treten wenige Tage nach Beginn oder kurz nach Besserung der Durchfälle auf. Die Erreger können zu dem Zeitpunkt bereits aus dem Untersuchungsmaterial verschwunden sein. Daher ist rechtzeitig eine **bakteriologische Abklärung von Durchfällen bei hospitalisierten Kindern** bis zum sechsten Lebensjahr, bei Ausbrüchen in Wohn- und Lebensgemeinschaften sowie von Durchfällen mit wässrigen bzw. blutigen Stühlen notwendig. Auch beim Vorliegen der klinischen Bilder HUS, TTP, Hämorrhagische Colitis (HC) oder nekrotisierende Enterocolitis sollte zur Aufklärung der Ätiologie und Epidemiologie differenzialdiagnostisch der Nachweis von Shigatoxinbildnern durchgeführt werden. Da es sich bei den EHEC-Bakterien um eine serofermentativ nicht einheitliche Gruppe von Bakterien handelt, muss sich die diagnostische Strategie frühzeitig auf das **Leitmerkmal Shigatoxinbildung** orientieren, aber auch unbedingt die Erregerisolierung und Subdifferenzierung mit einbeziehen. Verbindliche Empfehlungen für flächendeckende Untersuchungsverfahren zur Erfassung von EHEC-Bakterien liegen bisher nicht vor.

Das **wichtigste diagnostische Merkmal** ist der **Toxingen-** bzw. **Toxinnachweis.** Daher ist das Ziel der Labordiagnostik die Erregerisolierung mit Toxingen- bzw. Toxinnachweis. Der Nachweis des Toxin**gens** soll mittels PCR aus Kolonieabschwemmungen oder Stuhlanreicherung erfolgen. Der **Toxin**nachweis erfolgt mittels ELISA aus der *E. coli*-Kultur (der Nachweis von *Stx* mittels ELISA direkt aus dem Stuhl ist zu unspezifisch). Die weitergehende Charakterisierung der Erreger, insbesondere für epidemiologische Fragestellungen, sollte in Abhängigkeit von der Herkunft der Isolate in einem spezialisierten Laboratorium erfolgen. Bei HUS sollte zusätzlich eine Untersuchung auf LPS-Antikörper gegen *E. coli* O157 u. a. erfolgen.

Als **erprobtes diagnostisches Verfahren** wird ein Stufenplan empfohlen:

- Voranreicherung bzw. Anreicherung der EHEC-Bakterien in flüssigen Nährmedien unter Schütteln (+37 °C, 18 Stunden, ca. 160 rpm) oder auf geeigneten Indikatornährboden

- Shigatoxin-ELISA zum Screenen aus der Anreicherungsbouillon (der ELISA ist für den direkten Nachweis von Shigatoxinen im Stuhl von Durchfallpatienten ohne Voranreicherung bzw. Anreicherung ungeeignet)

- PCR-Nachweis von Shigatoxingenen oder Nachweis der Shigatoxine mit EIA-Techniken aus dem erhaltenen Bakterienrasen bzw. den Bakteriensuspensionen

- Isolierung nach Anzüchtung auf Selektivnährmedien

- Diskriminierung und Identifizierung einzelner Kolonien mithilfe des Immunoblots, der PCR und der Sondentechnik (Kolonieblot)

- Charakterisierung des isolierten Erregers hinsichtlich der Shigatoxinogenität durch PCR, ELISA oder Vero-Zellkultur, der Adhäsine, der Serotypie, ggf. auch andere epidemiologische Subtypisierungen

- Serologische Untersuchungen auf Antikörper (z. B. gegen das O157 LPS, O26 LPS) durch ELISA, insbesondere wenn der Erregernachweis nicht mehr gelingt und der Antikörpernachweis als einzige diagnostische Möglichkeit verbleibt.

Nachweisverfahren in Lebensmitteln (Überblick)

Die Virulenzfaktoren der *E. coli*-Pathotypen werden häufig durch Plasmide oder Phagen übertragen und gehen daher leicht durch Subkultivierung beispielsweise in Bouillon verloren. Daher sollten immer mindestens 100 verdächtige Kolonien untersucht werden.

STEC: Die bedeutsamen *E. coli* O157:H7 fermentierten meist kein Sorbit in 24 h und zeigen keine β-D-Glukuronidase-Aktivität. Eine Vielzahl flüssiger und fester Nährböden steht zur Verfügung, bei deren Anwendung eine kritische Beurteilung erforderlich ist.

ETEC: Die Serotypisierung ist zum Nachweis wenig geeignet. In der Praxis haben sich der direkte Enterotoxinnachweis von ET I und ST I mittels Latexagglutination oder deren DNA-Nachweis mittels PCR oder Hybridisierung bewährt.

EIEC: Wie die eng verwandten Shigellen fermentieren EIEC in der Regel Laktose nicht oder nur spät, decarboxylieren kein L-Lysin und sind überwiegend unbeweglich. Sie zählen hauptsächlich zu *E. coli*-Serogruppen, die identisch oder verwandt mit *Shigella*-Antigenen sind. Die für die Invasivität kodierenden Gene zeigen eine hohe Homologie zu *Shigella* und sind daher in der gleichen PCR oder Hybridisierung nachzuweisen.

EPEC: Stämme dieses Pathotyps sind in der Regel auf wenige O-Serogruppen beschränkt und können so zunächst probeweise mit polyvalenten Antiseren agglutiniert werden. Der Schnellnachweis der Virulenzfaktoren gelangt mittels PCR der Gene des Intimins und des Bündel formenden Pilins sowie für die DNA-Region des EPEC-Adhärensfaktors.

EAEC: Diese sind mittels PCR und Hybridisierung zu identifizieren. Standardmethode ist jedoch der laborintensive Adhäsionstest mit HEp-2-Zellen.

DAEC: Ein DNA-Nachweis mittels Hybridisierung wurde beschrieben. Allerdings bleibt der Referenztest mit HEp-2-Zellen die Methode der Wahl.

Nachweis von EHEC in Lebensmitteln

Anreicherungsverfahren: 25 g der zu untersuchenden Probe werden mit 225 ml TSB mit Zusatz von 10 mg/Liter Novobiocin verdünnt und sechs Stunden bei 37 °C unter Schütteln inkubiert. Die Zugabe von Novobiocin kann bei bestimmten Lebensmitteln entfallen, um vorgeschädigte STEC wiederzubeleben. Von der Kultur werden 0,1 ml auf BNC-Agar ausgestrichen und über Nacht bei 37 °C bebrütet. Für den *Stx*-Nachweis mittels EIA wird 1 ml der bebrüteten Kulturen in 4 ml sterile TSB mit 10 mg Novobiocin und 50 µg Mitomycin C/Liter oder 4,5 ml EHEC-Direkt-Medium gegeben und 16 Stunden im Erlenmeyerkolben geschüttelt.

2 Bakterielle Erreger von Lebensmittelinfektionen

Immunomagnetische Anreicherung und Isolierung von *E. coli* O157: Die immunmagnetische Anreicherung erfolgt aus der bebrüteten TSB mit oder ohne Novobiocin über 10 min mit immunmagnetischen Partikeln nach der Methode L00.00-68 aus der Amtlichen Sammlung von Untersuchungsverfahren nach § 35 LMBG/§ 64 LFGB (2002) und DIN EN ISO 16654 (2001). Die geladenen immunmagnetischen Partikel werden nach der Anreicherung fraktioniert auf geeigneten Nährböden zur Isolierung von *E. coli* O157 ausgestrichen. Zusätzlich wird eine BNC-Platte beimpft, um neben *E. coli* O157:H7 auch die Mehrzahl der *E. coli* O157:H- nachweisen zu können. Immunomagnetische Partikel sind auch für Anti-O111- und Anti-O26-Stämme verfügbar.

Nachweis der Shigatoxingene (*stx*) und der Shigatoxine: Der Nachweis für *stx*1 und *stx*2 werden mithilfe der PCR durchgeführt. Erste Echtzeit-PCRs stehen für ein breites Spektrum von STEC zur Verfügung. Alternativ zur PCR können STEC mittels Toxin-EIA und Latex-Agglutinationstest gewesen werden.

stx-positive Einzelkolonien werden nach der PCR direkt biochemisch und serologisch charakterisiert. Von *stx*-positiven Abschwemmungen des Bakterienrasens oder der shigatoxinhaltigen TSB mit Novobiocin und Mitomycin C werden STEC-Einzelkolonien durch anschließende *stx*-Koloniehybridisierung oder *stx*-Immunoblots gewonnen.

Isolierung und Identifizierung von STEC-Einzelkolonien: Die *stx*-Koloniehybridisierung wird von mindestens 100 präsumtiven *E. coli*-Kolonien mit den Digoxigenin-markierten *stx*-Sonden nach der Methode L 07.18-1 (2002) aus der Amtlichen Sammlung von Untersuchungsverfahren durchgeführt. Die Detektion *stx*-positiver Kolonien kann mit einem Digoxigenin-Nachweiskit nach Angaben des Herstellers erfolgen. Alternativ zur *stx*-Koloniehybridisierung können STEC-Einzelkolonien auch mit einem Immunoblot gewonnen werden. Alle isolierten *stx*-positiven Einzelkolonien werden abschließend biochemisch als *E. coli* identifiziert (AP 20E), wobei zu beachten ist, dass auch Shigatoxin bildende Keime anderer Gattungen bekannt sind. O- und H-Antigene der STEC werden mit Antiseren ermittelt.

Zur **lebensmittelrechtlichen Beurteilung von STEC** hat das ehemalige BgW bereits in 2001 festgehalten, dass der Nachweis des Shigatoxins bzw. seiner kodierenden Gene **und** der kulturelle Nachweis der STEC erforderlich sind. Es gelten vorbehaltlich neuer Erkenntnisse **alle Shigatoxin bildenden *E. coli* als potenziell human pathogen**. Die aus dem Nachweis von STEC resultierende Beurteilung „geeignet, die Gesundheit zu schädigen" sollte sich auf verzehrsfertige Lebensmittel beschränken. An die Laboratorien zur Isolierung und Typisierung von STEC werden besondere Sicherheitsanforderungen gestellt.

Zur Bestätigung bei Verdachtsdiagnosen, zur Aufdeckung von Infektionsquellen und zur Verfolgung von Infektionswegen kann eine weitere Subdifferenzierung im Nationalen Referenzzentrum für Salmonellen und andere Enteritiserreger am Robert Koch-Institut (bei Patientengut) und im Nationalen Veterinärmedizinischen Referenzlabor für *E. coli* am BfR (bei Lebensmitteln) durchgeführt werden.

Behandlung

Beim gastroenteritischen Verlauf der EHEC-Infektionen ist eine antibakterielle Chemotherapie im Allgemeinen nicht angezeigt. Diese verlängert die Bakterienausscheidung und kann zur Stimulierung der Toxinbildung führen. Die Behandlung der Krankheitssymptome von HUS und TTP kann nur symptomatisch erfolgen. Bei Vorliegen eines HUS werden in der Regel eine gesteigerte Harnausscheidung und bei globaler Niereninsuffizienz die Hämo- oder Peritonealdialyse („Blutwäsche") eingesetzt. Bei atypischen Verlaufsformen wie einer Manifestation des HUS außerhalb des Nierenbereichs wird eine Plasmatherapie empfohlen. Diese Therapieform ist allerdings noch nicht durch Studien untermauert. Unter bestimmten Bedingungen kann auch eine immunsuppressive Therapie angezeigt sein. Die Behandlung sollte in spezialisierten Zentren erfolgen.

Meldepflicht nach Infektionsschutzgesetz (IfSG)

Nach § 6 Abs. 1 IfSG ist der Verdacht, die Erkrankung oder der Tod an Hämolytisch Urämischem Syndrom meldepflichtig. Darüber hinaus ist der Verdacht auf oder die Erkrankung an akuter infektiöser Gastroenteritis meldepflichtig, wenn eine Person betroffen ist, die im Lebensmittelbereich tätig ist oder zwei oder mehr gleichartige Erkrankungen auftreten, bei denen ein epidemischer Zusammenhang wahrscheinlich ist oder vermutet wird. Nach § 7 ist jeglicher Nachweis von Enterohämorrhagischer *E. coli* unverzüglich, spätestens jedoch innerhalb von 24 Stunden durch das untersuchende Labor dem für den Einsender zuständigen Gesundheitsamt zu melden.

2 Bakterielle Erreger von Lebensmittelinfektionen

Verhütung und Bekämpfung

Schulen und ähnliche Gemeinschaftseinrichtungen inkl. Säuglingsheimen und Kindergärten: Nach § 34 Abs. 1 IfSG dürfen Lehrer, Schüler und Schulbedienstete sowie alle Beschäftigten in anderen Kindergemeinschaftseinrichtungen, die Kontakt zu den dort Betreuten haben und Besucher, die an einer Enteritis durch EHEC erkrankt oder dessen verdächtig sind, Einrichtungen der Schule und ähnliche Einrichtungen nicht betreten und an deren Veranstaltungen nicht teilnehmen, bis nach ärztlichem Urteil eine Weiterverbreitung der Krankheit durch diese nicht mehr zu befürchten ist (siehe auch Merkblatt „Empfehlungen für die Wiederzulassung in Schulen und sonstigen Gemeinschaftseinrichtungen"). Ausscheider von EHEC sowie die oben genannten Personen, in deren Wohngemeinschaft eine EHEC-Infektion oder der Verdacht einer derartigen Erkrankung aufgetreten ist, können in Ausnahmefällen mit Zustimmung des Gesundheitsamtes und unter Beachtung der vorgeschriebenen Schutzmaßnahmen wieder zugelassen werden.

Verhütung der Übertragung in Lebensmittelbetrieben: Gem. § 42 IfSG dürfen Personen, die an EHEC-Infektionen erkrankt oder dessen verdächtig sind, beim gewerbsmäßigen Herstellen, Behandeln oder Inverkehrbringen der in Abs. 2 aufgelisteten Lebensmittel nicht tätig sein oder beschäftigt werden, wenn sie dabei mit diesen in Berührung kommen. Dieses gilt sinngemäß auch für Beschäftigte in Küchen von Gaststätten, Kantinen, Krankenhäusern, Säuglings- und Kinderheimen (sowie in weiteren Bereichen der Gemeinschaftsverpflegung).

Verhütung der Übertragung bei anderen beruflichen Tätigkeiten: An EHEC-Infektionen Erkrankten, Krankheitsverdächtigen, Ansteckungsverdächtigen und Ausscheidern kann die Ausübung bestimmter beruflicher Tätigkeiten ganz oder teilweise untersagt werden (§ 31 IfSG).

Desinfektion: Die Übertragung von EHEC-Bakterien von Erkrankten auf Gesunde im Rahmen einer **fäkal oralen Schmierinfektionen** muss durch eine effektive **Händehygiene** vermieden werden. Während der Erkrankungsdauer ist eine regelmäßige Desinfektion von Handkontaktflächen (Gegenstände, Flächen, Sanitäranlagen) durchzuführen, die mit infektiösen Ausscheidungen des Kranken in Berührung gekommen sind oder sein könnten. In Abhängigkeit von der Schwere der Symptomatik und dem Alter des Patienten ist eine Kontaktisolierung bei stationärer Versorgung empfehlenswert.

Prophylaxe: Da als Reservoir der EHEC-Bakterien landwirtschaftlich genutzte Tiere gelten, eine Sanierung der Tierbestände jedoch z. Z. nicht möglich und eine

Bestrahlung von Lebensmitteln nach der gültigen Rechtslage in Deutschland nicht erlaubt ist, bleibt die strikte Einhaltung von Hygienevorschriften bei Gewinnung, Verarbeitung, Lagerung, Transport und Verkauf von Lebensmitteln sowie der individuellen hygienischen Maßnahmen von großer Bedeutung. Dabei ist insbesondere auf die Lagerung von Lebensmitteln hinzuweisen. Diese sollte für rohe Lebensmittel stets bei Kühlschranktemperatur erfolgen; für Garzeiten bei Speisen sind mindestens 70 °C für 10 Minuten einzuhalten (besondere Beachtung beim Kochen in der Mikrowelle). Auch Rohmilch sollte keinen Eingang in den Speiseplan finden, sondern durch ausreichend wärmebehandelte (z. B. pasteurisierte) Milch ersetzt werden.

In Einrichtungen der Gemeinschaftsverpflegung ist die **Abgabe von Rohmilch** darüber hinaus verboten. Personengruppen, die durch eine EHEC-Infektion besonders gefährdet sind wie kleine Kinder, ältere Menschen, Personen mit geschwächter Immunabwehr und Schwangere, sollten **Lebensmittel tierischer Herkunft generell nicht roh verzehren**. Beim Auftauen von tiefgefrorenen Lebensmitteln ist die Kontamination der unmittelbaren Umgebung durch Auftauwasser zu verhindern.

Da eine **Mensch-zu-Mensch-Infektion** durch Schmierinfektion u. a. auch in Einrichtungen der Gemeinschaftsverpflegung möglich ist, sind besondere Vorsorgemaßnahmen hinsichtlich der persönlichen Hygiene zu treffen. Dazu gehören neben ständiger sorgfältiger Reinigung der Hände auch der Gebrauch sauberer Arbeitskleidung und die regelmäßige, gründliche Reinigung aller Gebrauchsgegenstände mit heißem Wasser. Das trifft auch für eine direkte Tier-Mensch-Schmierinfektion zu.

EHEC-Ausbruch in Deutschland: Eigenschaften und Herkunft des Erregers
***Escherichia coli* O104:H4**

Gut sechs Wochen beherrschte im Mai und Juni 2011 das Thema „*Escherichia coli* O104:H4-Infektionen" mit über **4.000 Erkrankungen, mehr als 800 schweren klinischen Verläufen und 50 Todesfällen** die Nachrichten in den Medien und in der Fachpresse. Spekulationen zur Herkunft der Keime und unterschiedlich motivierte Kritik am Krisenmanagement der zuständigen Bundes- und Länderinstitutionen **verunsicherten den Lebensmittelsektor und die Verbrauche**r und vermittelten den Eindruck, dass die gesundheitliche Unbedenklichkeit unserer Lebensmittel infrage gestellt sei und neue Systeme bzw. Konzepte zur Beherrschung derartiger Krisen entwickelt werden müssten. Auf dem Höhepunkt der EHEC-

2 Bakterielle Erreger von Lebensmittelinfektionen

Krise wurde das Gesundheitssystem in Norddeutschland bis an die Grenzen gefordert. Dabei waren für die Experten, insbesondere des Robert Koch-Instituts (RKI) und des Bundesinstituts für Risikobewertung (BfR) in Berlin, von vornherein klar, dass die **Ursachenklärung sehr schwierig** sein würde und in bis zu 90 % der EHEC-Fälle eine eindeutige ursächliche Zuordnung nicht möglich ist. Trotz aller Schwierigkeiten gelang es jedoch in verhältnismäßig kurzer Zeit,

- den **Erreger mit seinen speziellen Eigenschaften zu identifizieren** und
- die in Betracht kommenden Lebensmittel pflanzlicher Herkunft einzugrenzen und letztendlich **Sprossen von aus Ägypten importierten Bockshornkleesamen** als Ursache des Ausbruchs verantwortlich zu machen.

Die wissenschaftlichen **Erkenntnisse und Verzehrsempfehlungen** haben in Verbindung mit Hinweisen zu grundsätzlichen Aspekten der Lebensmittelhygiene dazu geführt, dass die Epidemie Mitte Juli 2011 als „beherrscht" oder „unter Kontrolle" charakterisiert werden konnte.

Nachstehend sollen nach **Kenntnisstand vom Sommer 2011** die Eigenschaften des EHEC-Erregers O104:H4 und die Bedeutung pflanzlicher Produkte, insbesondere von Sprossen, im Infektionsgeschehen zusammengefasst werden.

Der Serotyp O104:H4

Seit etwa 20 Jahren wurde eine **Vielzahl unterschiedlicher STEC-Stämme** isoliert, und zwar auch von Patienten mit milden Magen-Darm-Symptomen. Im Infektionsschutzgesetz (IfSG) werden unter EHEC diejenigen STEC verstanden, die beim Menschen Krankheitserscheinungen auslösen und als humanpathogen eingestuft werden.

Die **EHEC gehören verschiedenen Serogruppen** an, und die Einteilung erfolgt nach den Oberflächen- (O-) Antigenen. Die weltweit und insbesondere in den USA am häufigsten isolierte EHEC-Serogruppe ist **O157**. Weitere häufig isolierte Serogruppen sind O26, O91, O103 und O145. Der Erreger der EHEC-Epidemie im Mai/Juni 2011 in Deutschland (und damit in Verbindung stehend auch in anderen europäischen Ländern) gehört zur **Serogruppe O104**. Eine weitere Unterteilung ist auf der Grundlage der H-Antigene möglich, wie es beispielsweise bei EHEC O157:H7 bzw. O104:H4 deutlich wird.

Die von **EHEC** gebildeten **Shigatoxine** werden zwei Hauptgruppen (Stx 1 und Stx 2) zugeordnet, wobei wiederum unterschiedliche Varianten bekannt sind. Shigatoxine binden sich an spezielle **Zellwandrezeptoren**, insbesondere an die **Endothelzellen der feinen Blutgefäße** (Kapillaren), und führen durch Blockierung der Eiweißsynthese zum schnellen Zelltod. Mithilfe weiterer Mechanismen können EHEC toxische Proteine nach Art einer Injektionsnadel direkt in eine Zielzelle injizieren. Hierdurch kommt es zu einer Erhöhung der krankmachenden Wirkung (Virulenz) der EHEC. Das Produkt des *eae*-Gens, das es dem Erreger ermöglicht, sich an Darmepithelzellen anzuheften, wird als **Intimin** bezeichnet.

Zu den krankmachenden *E. coli*-Bakterien gehören neben den Enterohämorrhagischen *E. coli* (EHEC), die vorwiegend im **Darm von Wiederkäuern** vorkommen und mit dem Kot ausgeschieden werden, auch die **Enteroaggregativen** E. coli (**EAEC**), die zu schweren Erkrankungen des Menschen führen und bisher bei Tieren noch nicht nachgewiesen wurden. Während EHEC Shigatoxine bilden und sich über das Intimin im Darm der Wirte festheften, bilden EAEC normalerweise kein Shigatoxin und fixieren sich mithilfe von **Anheftungsstrukturen ("Adhäsine")** an der Darmwand.

Der am EHEC-Ausbruch im Mai/Juni 2011 in Deutschland beteiligte Erreger, der bereits sehr frühzeitig von der Arbeitsgruppe um Prof. Karch in Münster als HUSEC041 charakterisiert wurde, kann kein Intimin bilden, da dieser „*eae*-negativ" ist. Er besitzt viel mehr das für die **Eisenaufnahme und Anheftung wichtige iha-Gen** („Iron-regulated Gene A homologue adhesin"), das für die **Haftbarkeit des Erregers** sorgt. Darüber hinaus besitzt der Erreger das Gen *aggA*, dass für die **Bildung von Fimbrien** („Pili") sorgt und den Bakterien hilft, sich an den Wirtszellen zu binden. Haben sich die Erreger an die Darmepithelien geheftet („Mauer aus Backsteinen"), bringen sie das Toxin auf unbekanntem Weg in das Blut. Dort bindet es sich bevorzugt an die **Endothelzellen von Nieren und Gehirn** und kann somit zum Auslöser der Niereninsuffizienz und von Schäden im Gehirn werden. Die **besonderen Virulenzprofile** von *E. coli* O104:H4 sind wahrscheinlich auch die Erklärung für die hohen Erkrankungsraten bei Erwachsenen und die schweren Krankheitsverläufe. In dieser Epidemie waren annähernd 90 % der HUS-Patienten über 17 Jahre alt bei einem Medianwert von 43 Jahren. Dagegen sind von STEC-Infektionen üblicherweise vor allem Kleinkinder betroffen, bei denen das Intimin (das dem Stamm O104:H4 fehlt) offenbar eine besondere Bedeutung für das Krankheitsgeschehen besitzt.

Nach wie vor sind allerdings Fragen zum besonders aggressiven Verhalten des EHEC-Stammes O104:H4 ungeklärt:

- Macht die **Kombination der Krankheitsfaktoren** den Keim so gefährlich?
- **Wie viele Erreger** sind für eine Infektion notwendig?
- Sind insbesondere Menschen betroffen, die keinen **Immunschutz** hatten, weil ein Kontakt bisher fehlte?
- Welches **Biotop** ist für das Überleben verantwortlich?

Die **Übertragung von EAEC** kann über Schmierinfektionen von Mensch zu Mensch erfolgen. Der Erreger gelangt auch bei der **Zubereitung oder Produktion in die Lebensmittel** und kann auf diese Weise weiter verbreitet werden. Die Übertragung der Keime auf Lebensmittel kann durch Einhaltung der Empfehlungen zur **Küchenhygiene** weitgehend verhindert werden, und das **Erhitzen der Lebensmittel** tötet die Erreger ab und inaktiviert die gebildeten Toxine (mindestens 2 min auf 70 °C).

Das Bundesinstitut für Risikobewertung (BfR) geht in einer Stellungnahme vom 06. Juli 2011 davon aus, dass der Ausbruchsstamm O104:H4 mit seinen Eigenschaften und der genetischen Ausstattung das **Reservoir im Menschen** hat, da dieser *E. coli*-Typ bis heute noch nie bei Tieren gefunden wurde. Darüber hinaus ist O104:H4 resistent gegen bestimmte Antibiotika, und das **Resistenzmuster** deutet auf einen menschlichen Ursprung hin. Bisher liegen keine Anhaltspunkte dafür vor, dass der Ausbruchsstamm die sogenannte **Speziesbarriere von Mensch zum Tier** überwunden hat. Dieses kann allerdings später nicht ausgeschlossen werden, da eine sekundäre Besiedlung der Tiere beispielsweise durch Aufnahme von verunreinigtem Wasser möglich ist. Für eine wirksame Vermehrung ist jedoch anzunehmen, dass erneut eine Kolonisierung des Menschen erfolgen muss. Wenn der Mensch primärer Träger des EHEC-Stammes O104:H4 ist, spricht vieles dafür, dass der **Eintrag des Erregers in die betroffenen Lebensmittel** direkt über den Menschen oder indirekt vom Menschen über die Umwelt erfolgt sein kann. **Tierische Exkremente** („Gülle") sind als Eintragspfad in die Lebensmittelkette als unwahrscheinlich anzusehen.

Herkunft des EHEC O104:H4

Für den EHEC-Ausbruch im Mai/Juni 2011 werden nach allen vorliegenden wissenschaftlichen Erkenntnissen die **Samen des Bockshornklees** verantwortlich gemacht. Die **Rückverfolgung von Samenlieferungen** in Deutschland und anderen EU-Staaten durch die deutschen Behörden und die Task Force der Europäischen Behörde für Lebensmittelsicherheit (EBLS/EFSA) haben ergeben, dass bestimmte Chargen von Bockshornkleesamen mit den EHEC-Ausbrüchen in Deutschland (und auch in Frankreich) in Verbindung stehen. Dieses wurde durch eine Risikobewertung der EFSA sowie des Europäischen Zentrums für die Prävention und die Kontrolle von Krankheiten (ECDC) am 29. Juni 2011 bestätigt. Weiterhin ergibt sich aus Angaben der EFSA, dass diese **Chargen aus Ägypten** importiert wurden.

Das Bundesinstitut für Risikobewertung (BfR) hat daher eine Risikobewertung zur Bedeutung dieser Sprossen und Sprossensamen im Zusammenhang mit dem Ausbruchsgeschehen von EHEC O104:H4 in Deutschland vorgenommen und weitgehend die Feststellungen und Aussagen von EFSA und ECDC bestätigt. Bereits am 10. Juni 2011 hatte das BfR zum Schutz der Bevölkerung gemeinsam mit dem Bundesamt für Verbraucherschutz und Lebensmittelsicherheit (BVL) und dem Robert Koch-Institut (RKI) empfohlen, über die üblichen Hygienemaßnahmen hinaus **rohe Sprossen nicht zu verzehren**. Diese Empfehlung wurde auch auf selbst gezogene rohe Sprossen und Keimlinge ausgeweitet.

Die Behörden von Bund und Ländern haben in der zweiten Junihälfte 2011 intensiv daran gearbeitet, die möglichen **Eintragspfade für die Kontamination von Sprossen** mit EHEC O104:H4 zu ermitteln. Durch Auswertung von 41 „Ausbruchsclustern" von Erkrankungshäufungen sowie der verfügbaren Daten zu Lieferlisten und Vertriebswegen von Lebensmitteln war es möglich, die Erkrankungen auf Sprossen aus einem niedersächsischen Gartenbaubetrieb zurückzuführen. Frühe Hinweise der zuständigen niedersächsischen Behörden, dass Samen zur Sprossenherstellung ursächlich zu einer Kontamination beigetragen haben könnten, ließen sich durch labordiagnostische Untersuchungen nicht unmittelbar erhärten. In mehr als 700 untersuchten Proben von Sprossen und Samen zu deren Herstellung ließ sich EHEC O104:H4 nicht nachweisen.

Am 24. Juni 2011 berichtete **Frankreich über eine Häufung von EHEC/HUS-Fällen** in der Nähe von Bordeaux mit Erkrankungsbeginn zwischen dem 15. und 21. Juni 2011. Ende Juni waren bei diesem Ausbruch 15 Personen im Alter von 31 bis 64 Jahren erkrankt, und in mindestens drei Fällen gelang der labordiagnostische Nachweis von EHEC O104:H4. Die **Ausbruchsstämme in Deutschland und Frankreich** erwiesen sich als weitgehend **identisch**, und auch die in Frankreich erkrankten Personen sollen Sprossen verzehrt haben, die in Frankreich aus einer Samenmischung und in eigener Anzucht produziert wurden. **Bockshornkleesprossen** waren sowohl in den in Frankreich verzehrten Sprossenmischungen als auch in Sprossenmischungen des niedersächsischen Gartenbaubetriebes enthalten. Diese staatenübergreifende Bedeutung der EHEC-Ausbrüche in Deutschland und Frankreich führte bei der EFSA zu einer Task Force unter Beteiligung der zuständigen deutschen Bundesbehörden, sodass die weiteren Ermittlungen auf EU-Ebene koordiniert werden konnten.

Die **Herkunft der Samen zur Sprossenherstellung** in Frankreich konnte ermittelt werden, und die Rückverfolgung der in Frankreich verwendeten Bockshornkleesamencharge ergab, dass eine bestimmte und im Jahr 2009 hergestellte Samencharge über denselben in Deutschland ansässigen Zwischenhändler auch an den niedersächsischen Gartenbaubetrieb geliefert wurde. **Diese Charge stammt nach Angaben der EFSA vom 29. Juni 2011 aus Ägypten.** Da diese Charge Bockshornkleesamen zum Zeitpunkt der Begehung des Betriebes in Niedersachsen durch die zuständigen Behörden bereits verbraucht war, konnte eine Beprobung nicht erfolgen. In einer im Jahr 2010 produzierten Bockshornkleesamencharge, die über denselben Zwischenhändler angeliefert wurde und die ebenfalls aus Ägypten stammte, konnte EHEC O104:H4 bisher nicht nachgewiesen werden.

Auf der Grundlage der Erkenntnisse zur Risikobewertung von EFSA und ECDC wird deutlich, dass **Bockshornkleesamen zur Sprossenherstellung eine Gefahr für die menschliche Gesundheit darstellen können**. Dieses gilt auch für solche Bockshornkleesamen, die in Kleinstpackungen an die Endverbraucher abgegeben und zur Sprossenherstellung im eigenen Haushalt verwendet werden. Derzeit kann nicht ausgeschlossen werden, dass auch andere Samenarten und -chargen durch unhygienische Produktionsbedingungen im Herkunftsland mit dem Ausbruchstamm EHEC O104:H4 kontaminiert wurden. Weiterhin besteht die Möglichkeit, dass durch Behandlungsverfahren bei Zwischenhändlern wie Reinigungs-, Misch- und Abfüllprozesse **Kreuzkontaminationen** mit weiteren Samenarten und -chargen stattgefunden haben könnten.

Verbrauchertipps zum Schutz vor Lebensmittelinfektionen im Privathaushalt

Zum Schutz vor mit Lebensmitteln in Zusammenhang stehenden Infektionen ist das **Einhalten allgemeiner Hygieneregeln** besonders wichtig. Dieses gilt insbesondere bei der Zubereitung von Lebensmitteln, da infizierte Menschen über eine bestimmte Zeit die Erreger ausscheiden und verbreiten können, ohne es zu bemerken, weil sie sich nicht krank fühlen. Eine **sorgfältige Händehygiene** und das

Vermeiden des Handkontaktes sind besonders wichtig. Die Hände müssen mehrmals täglich gründlich gewaschen und sorgfältig abgetrocknet werden, insbesondere

- nach jedem Toilettenbesuch, dem Wechsel von Windeln, Kontakt mit Haustieren und Gartenarbeiten sowie
- vor der Zubereitung von Speisen und vor dem Essen.

Eine ausreichende **Erhitzung von Speisen** ist sicherzustellen. Entsprechende detaillierte Verbrauchertipps finden sich auf der Webseite des BfR sowie in zahlreichen Veröffentlichungen des Behr's Verlages in Hamburg.

Beratung und Spezialdiagnostik:

Nationales Referenzzentrum für Salmonellen und andere bakterielle Enteritiserreger: Robert Koch-Institut (Bereich Wernigerode), Burgstr. 37, 38855 Wernigerode; Tel.: 030/18754-4206; Fax: 030/18754-4207

Konsiliarlaboratorium für Hämolytisch/Urämisches Syndrom (HUS): Institut für Hygiene am Universitätsklinikum Münster, Robert-Koch-Str. 41, 48149 Münster, Tel.: 0251/83-55363, Fax: 0251/83-55341, -55688

Nationales veterinärmedizinisches Referenzlabor für *E. coli* (NRL-EC): Bundesinstitut für Risikobewertung (BfR), Diedersdorfer Weg 1, 12277 Berlin. Tel.: 030/8412-2259; Fax: 030/8412-2983

Ausgewählte Informationsquellen

BAUMGART, J.; BECKER, B.;, STEPHAN, R. (Herausgeber): Mikrobiologische Untersuchung von Lebensmitteln (Loseblattsammlung). Behr's Verlag Hamburg

BECKER, H.; MÄRTLBAUER, E. (2002): Conventional and commercially-available alternative methods in food microbiology for the detection of selected pathogens and toxins. Biotest Bulletin 6, 265–319

BÜLTE, M. (2004): Vorkommen von Enterohämorrhagischen *E. coli*-Stämmen (EHEC) bei Nutztieren. Deutsche Tierärztliche Wochenschrift 111:301–40

BÜLTE, M.: Enterovirulente *Escherichia coli* (EVEC). In: Fehlhaber, K.; Kleer, J.; Kley, F. (Herausgeber): Handbuch Lebensmittelhygiene (Loseblattsammlumg). Behr's Verlag Hamburg. Grundwerk 2005

Bundesinstitut für Risikobewertung (BfR): Fragen und Antworten zu EHEC (www.bfr.bund.de). Dort weitere Fundstellen

Robert Koch-Institut (RKI): Ratgeber Infektionskrankheiten – Merkblätter für Ärzte (www.rki.de). Dort weitere umfassende Literaturangaben

Robert Koch-Institut (RKI): Epidemiologisches Bulletin (mit Statistiken meldepflichtiger Infektionskrankheiten). (www.rki.de/infekt/epibull/epi.htm)

Ausgewählte Referenzen zu EHEC O104:H4

Robert Koch-Institut (RKI): Informationen zum EHEC/HUS-Ausbruchsgeschehen (mit Hinweisen zu weiterführenden Informationen). www.RKI.de

Robert Koch-Institut (RKI): Erkrankungen durch Enterohämorrhagische *Escherichia coli* (EHEC). Infektionskrankheiten A–Z (RKI-Ratgeber für Ärzte). www.RKI.de

Characterisation of the *Escherichia coli* strain associated with an outbreak of haemolytic uraemic syndrome in Germany: a microbiological study. The Lancet Infectious Diseases, Early Online publication, 23 June 2011 doi: 10.1016/S1473-3099(11)70165-7

EFSA/ECDC: Importance of cooking sprouts thoroughly to reduce risk of further *E. coli* O104 outbreaks. EFSA News Story 29 June 2011. www.efsa.europa.eu

BfR, BVL und RKI: EHEC O104:H4-Ausbruchsgeschehen in Deutschland aufgeklärt: Auslöser waren Sprossen von aus Ägypten importierten Bockshornkleesamen. Gemeinsame Pressemitteilung vom 05. Juli 2011. www.BfR.bund.de

Characteristics of the enteroaggregative shiga toxin-/verotoxin-producing *Escherichia coli* in O104:H4 strain causing the outbreak of haemolytic uraemic syndrome in Germany, May to June 2011. Eurosurveillance, Volume 16, Issue 24 (16. Juni 2011).

2.1.5 *Shigella* spp. – Shigellenruhr

Erreger

Die **Erreger der Shigellose** (Shigellenruhr, Shigellen-Dysenterie) sind unbewegliche, gramnegative Bakterien der Familie der Enterobacteriaceen, Gattung *Shigella (Sh.)*, die nach biochemischen Merkmalen und spezifischen O-Antigenen in vier Untergruppen unterteilt werden: A: *Shigella dysenteriae*, B: *Shigella flexneri*, C: *Shigella boydii*, D: *Shigella sonnei* (sog. E-Ruhr-Bakterien). Die ersten drei Gruppen können in Serovare unterteilt werden: insgesamt 13 Serovare bei *Sh. dysenteriae*, acht Serovare bei *Sh. flexneri*, 18 Serovare bei *Sh. boydii*, ein Serovar mit zwei serologischen Formen bei *Sh. sonnei*. Alle Shigellen besitzen ein aus Lipopolysacchariden bestehendes Endotoxin, das zur entzündlichen Reizung der Darmschleimhaut beiträgt. Nur *Sh. dysenteriae* Typ 1 bildet zusätzlich ein Exotoxin, das Shigatoxin 1, das zu schweren toxischen Krankheitsbildern führen kann.

Die **Tenazität des Erregers** entspricht in etwa der von Salmonellen. Als untere Wachstumsgrenze werden etwa 8 °C angenommen. Unterer Grenzwert für den pH ist 4,8.

Pathogenitätsmechanismen: Hauptinvasionsbereich der Shigellen ist das Colon, von dessen Epithelzellen sie durch rezeptorvermittelte Endozytose aufgenommen werden. Nach intrazellulärer Vermehrung breiten sie sich von Zelle zu Zelle aus, bis sie die *Lamina propria* erreicht haben und es zum Absterben der Zellen kommt. Die Expression der Virulenzfaktoren ist an die Körpertemperatur des Wirtes gebunden. Das für die Invasivität erforderliche Plasmid weist zu den entsprechenden Plasmiden von EIEC ein hohes Maß an DNA-Verwandtschaft auf und ist funktionell mit ihnen austauschbar. Das von *Sh. dysenteriae* gebildete Shigatoxin hat neben einem enterotoxischen Effekt auch eine neurotoxische Wirkung.

Reservoir

Die einzige relevante Infektionsquelle für Shigellen ist der Mensch (Kranke, Rekonvaleszenten und symptomlose Ausscheider).

Infektion und Infektionsweg

Shigellen können schon bei einer minimalen oral aufgenommenen Dosis von 10 bis 200 Keimen klinische Symptome auslösen. Die Übertragung erfolgt fäkal oral, überwiegend durch direkten Kontakt von Mensch zu Mensch. Infektionen durch kontaminiertes Trinkwasser oder Lebensmittel besitzen vor allem in den wärmeren Ländern Bedeutung. Hier ist auch eine Übertragung durch kontaminiertes Badewasser nicht auszuschließen. Als mechanische Vektoren besitzen Fliegen nicht nur in tropischen Ländern eine hohe Bedeutung. Lebensmittel, insbesondere Milch- und Molkereiprodukte, führen ebenso wie Wasser zu „indirekten" Übertragungen.

Die Ansteckungsgefahr ist vor allem von der Menge der ausgeschiedenen Erreger und der Stuhlkonsistenz sowie dem hygienischen Verhalten der Infizierten abhängig. Deshalb geht die größte Gefahr von akut Erkrankten aus.

2 Bakterielle Erreger von Lebensmittelinfektionen

Vorkommen

Shigellen sind weltweit verbreitet. Die Infektion zeigt eine charakteristische Häufung in warmen Monaten, Kinder sind besonders häufig betroffen. In Deutschland sind hauptsächlich Infektionen durch *Sh. sonnei* (Anteil gegenwärtig 70 bis 80 %) und *Sh. flexneri* (Anteil gegenwärtig 10 bis 20 %) von Bedeutung. Diese beiden Arten führen überwiegend zu leichteren Erkrankungen, die aber sehr akut beginnen und leicht weiter verbreitet werden können. Eine Untersuchung zum Auftreten der Shigellose auf der Grundlage von Informationen aus den neuen Bundesländern ergab, dass die Shigellose heute fast ausschließlich von Reisenden importiert wird (1999: 86 % der Fälle). Die meisten Infektionen wurden in Tunesien, der Dominikanischen Republik, der Türkei und in Jugoslawien erworben. Viele asiatische Länder sind ebenfalls bekannte Infektionsgebiete. Im Jahr 2009 wurden in Deutschland 617 Erkrankungen an Shigellose gemeldet. Allerdings wird erfahrungsgemäß ein großer Teil der Erkrankungen nicht diagnostiziert und daher auch nicht gemeldet.

Krankheitsbild

Charakteristisch für alle Shigellen ist ihre Invasionsfähigkeit in die Endothelzellen des Dickdarms und ihre rasche Vermehrung und Ausbreitung auf andere, nicht befallene Epithelzellen. Eine tiefergehende Invasion findet nicht statt. Durch die Zerstörung der befallenen Epithelzellen (Zelltod, Apoptose) entstehen lokale, aber ggf. großflächige entzündliche Prozesse mit Krämpfen, Fieber und blutigem Durchfall. Nur *Sh. dysenteriae* Typ 1 bildet zusätzlich ein Exotoxin, das zu schweren toxischen Krankheitsbildern mit Beteiligung des Zentralen Nervensystems (ZNS) und dem Hämolytisch Urämischen Syndrom (HUS) führen kann.

Die Shigellenruhr beginnt mit krampfartigen Bauchschmerzen, schmerzhaftem Stuhldrang (Tenesmen), Fieber und Durchfall. Die Stühle sind anfangs wässrig und werden bald schleimig blutig. In typischen Fällen kommt es täglich zu 20 bis 30 Entleerungen, wobei die abgesetzte Stuhlmenge gering ist. Die Erkrankungsdauer beträgt im Durchschnitt eine Woche und schwankt in Abhängigkeit von der Schwere des Krankheitsverlaufes zwischen einem Tag und einem Monat. Heute sind nur noch Infektionen mit *Sh. sonnei* häufig, die aber in der Regel leicht verlaufen (Reiseerkrankung). Dagegen sind Infektionen mit *Sh. dysenteriae* Typ 1 in Europa kaum noch zu beobachten.

2.1 Gramnegative Bakterien

Inkubationszeit

Die Inkubationszeit beträgt ein bis sieben Tage, 12 bis 96 Stunden.

Diagnose und Differenzialdiagnose

Leitsymptom der Shigellenruhr sind schleimig blutige Stühle, die unter kolikartigen Bauchschmerzen und Tenesmen entleert werden. Klinisch und anamnestisch lässt sich daraus aber lediglich eine Verdachtsdiagnose ableiten; die Diagnose Shigellose kann erst durch die bakteriologische Untersuchung gestellt werden. Der Erregernachweis erfolgt aus dem Stuhl. Als Untersuchungsmaterial eignen sich neben frischem Stuhl auch frisch entnommene Rektalabstriche. Zumindest die Rektalabstriche müssen in gepuffertem Medium transportiert werden. Im Laboratorium erfolgt die kulturelle Anzüchtung und biochemisch serologische Identifizierung der Erreger.

Zur **Aufdeckung von Infektionsquellen** und der **Verfolgung von Infektionswegen** bzw. -ketten wird für *Sh. sonnei* und *Sh. flexneri* eine weitere komplexe Feindifferenzierung empfohlen, beispielsweise durch Lyso- und Biochemotypie sowie durch molekularbiologische Subdifferenzierung mithilfe der Pulsfeldgelelektrophorese (PFGE) im Nationalen Referenzzentrum für Salmonellen und andere Enteritiserreger des Robert Koch-Instituts.

Differenzialdiagnostisch sind eine Vielzahl anderer Erreger von Darminfektionen sowie nicht infektiöse Ursachen abzugrenzen. Leichte Verlaufsformen der Shigellenruhr können beispielsweise mit Salmonellosen und anderen Lebensmittelvergiftungen verwechselt werden. Bei Vorliegen blutiger Stühle ist auch an Infektionen mit *Campylobacter*, *Yersinia enterocolitica*, Enteroinvasive und Enterohämorrhagische *E. coli*, *Clostridium difficile*, *Aeromonas,* bei Rückkehr aus warmen Ländern an eine Amöbiasis zu denken.

Behandlung

Während bei Patienten in gutem Allgemeinzustand Bettruhe und Diät ausreichen, können bei geschwächten und sehr jungen oder sehr alten Patienten therapiebedürftige Flüssigkeitsverluste auftreten. Eine **Chemotherapie** verkürzt die Krankheitsdauer und reduziert die Erregerausscheidung. Geeignet sind Antibiotika aus der Gruppe der Chinolone, Trimethoprim-Sulfamethoxazol, Tetrazyklin, Doxycyclin und Ampicillin, letzteres vor allem zur Langzeitbehandlung von Ausscheidern. Die Chemotherapie hat sich aufgrund der weit verbreiteten und sich schnell entwickelnden Resistenz der Shigellen grundsätzlich nach dem Antibiogramm zu richten. Gegen einige Chinolone sind bisher vereinzelt Resistenzen beobachtet worden.

Nachweis in Lebensmitteln

Der Nachweis geringer Zahlen von Shigellen ist schwierig, weil diese aufgrund ihrer längeren Generationszeiten von der Begleitflora leicht überdeckt und durch deren Säurebildung im Wachstum gehemmt werden können. In Anlehnung an die von der FDA empfohlene Nachweismethodik ist die Anreicherung in einem kohlenhydratarmen Medium in anaerober Atmosphäre bei erhöhter Temperatur und unter Zusatz des Antibiotikums Novobiocin zweckmäßig. Die Identifizierung der Shigellen wird durch ihre biochemische Inaktivität und serologische Kreuzreaktionen mit anderen Enterobacteriaceen, insbesondere *E. coli*, erschwert.

Die **Anreicherung** erfolgt im Verhältnis 1:10 in *Shigella*-Bouillon mit Zusatz von Novobiocin. Die Bebrütung wird anaerob 16 bis 20 Stunden bei 41,5 °C vorgenommen.

Die **selektive Kultivierung** nach 16 bis 20 Stunden erfolgt durch Ösenausstrich auf einer Kombination von Agarplatten unterschiedlicher Selektivität. Ergänzend kann eine hemmstofffreie Platte wie Blutagar oder Bromthymolblau-Laktose-Agar eingesetzt werden. Bebrütung: 20 bis 24 Stunden bei 37 °C.

Zum **molekularbiologischen Nachweis** sind PCRs beschrieben worden. Zur Steigerung der Sensitivität der PCR empfiehlt sich eine nicht selektive Anreicherung von 25 g der Probe in einem geeigneten flüssigen Medium.

Zur **biochemischen Identifizierung** werden „typische" Kolonien von den eingesetzten Agarmedien entnommen und mit den verfügbaren Nachweis- und Identifizierungsverfahren analysiert.

Meldepflicht nach dem Infektionsschutzgesetz (IfSG)

Nach § 6 ist der Verdacht auf oder die Erkrankung an akuter infektiöser Gastroenteritis meldepflichtig, wenn eine Person betroffen ist, die im Lebensmittelbereich tätig ist oder zwei oder mehr gleichartige Erkrankungen auftreten, bei denen ein epidemischer Zusammenhang wahrscheinlich ist oder vermutet wird. Nach § 7 ist jeglicher Nachweis von *Shigella* sp. unverzüglich, spätestens jedoch innerhalb von 24 Stunden, durch das untersuchende Labor dem für den Einsender zuständigen Gesundheitsamt zu melden.

Verhütung und Bekämpfung

Schulen und ähnliche Gemeinschaftseinrichtungen: Nach § 34 IfSG dürfen Lehrer, Schüler, Schulbedienstete und Beschäftigte sowie Besucher weiterer Kindergemeinschaftseinrichtungen, die an Shigellenruhr erkrankt oder dessen verdächtig sind, Einrichtungen der Schule und ähnliche Einrichtungen nicht benutzen und an deren Veranstaltungen nicht teilnehmen, bis nach ärztlichem Urteil eine Weiterverbreitung der Krankheit durch diese nicht mehr zu befürchten ist. Ausscheider von Shigellen sowie die oben genannten Personen, in deren Wohngemeinschaft eine Erkrankung an Shigellenruhr oder der Verdacht einer derartigen Erkrankung aufgetreten ist, können – falls eine antimikrobielle Therapie erfolglos bleibt – in Ausnahmefällen mit Zustimmung des Gesundheitsamtes und unter Beachtung vorgeschriebener Schutzmaßnahmen zum Besuch wieder zugelassen werden.

Verhütung der Übertragung in Lebensmittelbetrieben: Nach § 42 IfSG dürfen Personen, die an Shigellenruhr erkrankt oder dessen verdächtig sind oder Shigellen ausscheiden, beim gewerbsmäßigen Herstellen, Behandeln oder Inverkehrbringen der im Abs. 2 dieses Paragrafen aufgelisteten Lebensmittel nicht tätig sein oder beschäftigt werden, wenn sie dabei mit diesen in Berührung kommen. Dieses gilt sinngemäß auch für Beschäftigte von Gaststätten, Kantinen, sowie weiteren Bereichen in der und zur Gemeinschaftsverpflegung.

§ 43 IfSG regelt die erforderliche Belehrung und anschließende Ausstellung einer Bescheinigung durch das Gesundheitsamt für diesen Personenkreis. Arbeitgeber sind verpflichtet, diese Belehrung in mündlicher und schriftlicher Form jährlich zu wiederholen (§ 43 Abs. 4 IfSG).

Lebensmittel gemäß § 42 IfSG sind

- Fleisch, Geflügelfleisch und Erzeugnisse daraus
- Milch und Erzeugnisse auf Milchbasis
- Fische, Krebse oder Weichtiere und Erzeugnisse daraus
- Eiprodukte
- Säuglings- und Kleinkindernahrung

2 Bakterielle Erreger von Lebensmittelinfektionen

- Speiseeis und Speiseeishalberzeugnisse
- Backwaren mit nicht durchgebackener oder durcherhitzter Füllung oder Auflage, ausgenommen Dauerbackwaren
- Feinkost-, Rohkost- und Kartoffelsalate, Marinaden, Mayonnaisen, andere emulgierte Soßen, Nahrungshefen.

Andere berufliche Tätigkeiten: An Shigellenruhr Erkrankten, Krankheitsverdächtigen, Ansteckungsverdächtigen und Ausscheidern kann die Ausübung bestimmter beruflicher Tätigkeiten ganz oder teilweise untersagt werden (§ 31 IfSG).

Desinfektion: Während der gesamten Erkrankungsdauer sollte eine laufende Desinfektion aller Gegenstände und Flächen durchgeführt werden, die mit infektiösen Ausscheidungen des Kranken in Berührung gekommen sind oder sein können. Ausscheidungen, die nicht über ein reguläres Abwassersystem entsorgt werden können, sind ebenfalls zu desinfizieren. Die laufende Desinfektion findet sinngemäß auch bei Ausscheidern Anwendung und wird wie folgt vorgenommen: Leib- und Bettwäsche, Taschen- und Handtücher sind getrennt zu sammeln und im Kochwaschgang, mindestens jedoch bei 60 °C, zu waschen. Bei nicht hitzebeständigen Wäschestücken oder falls Maschinenwäsche nicht möglich ist, sind diese 12 Stunden in geeignete Desinfektionslösungen einzulegen und anschließend wie normale Haushaltswäsche zu waschen. Toilettensitz und Toilettendeckel sowie Bettgestell, Waschbecken und Badewanne sind in Gesundheitseinrichtungen arbeitstäglich zu desinfizieren. Zur Händedesinfektion ist eine intensive Benetzung der Hände mit einem alkoholischen Desinfektionsmittel (mindestens 3 ml bei einer Einwirkzeit von 30 Sekunden) erforderlich. Nagelfalze und Fingerkuppen sind besonders sorgfältig zu behandeln. Wasser und Seife dürfen erst nach Ablauf der angegebenen Einwirkzeit des Desinfektionsmittels verwendet werden. Im häuslichen Bereich genügt die Reinigung der Toilette mit einem Haushaltsreiniger einmal täglich; gleiches gilt für die anderen Sanitäreinrichtungen.

Prophylaxe

Entscheidend für die Vorbeugung sind hygienisch einwandfreie Lebensbedingungen (sanitäre Einrichtungen, Lebensmittelhygiene, Wohnbedingungen, Verhinderung des Fliegenbefalls). Dieses gilt vor allem auch bei Auslandsaufenthalten. Wichtig ist die Vermeidung des Verzehrs von hygienisch bedenklichem Wasser, ungeschältem Obst, rohem Gemüse und Salaten. Bisher entwickelte Impfstoffe schützen nicht überzeugend und haben deshalb keinen Eingang in die prophylaktische Routinepraxis gefunden. Trotz vielfacher Bemühungen ist eine aktive Immunisierung gegen Shigellen nicht gebräuchlich, wäre aber besonders für Auslandsaufenthalte wünschenswert.

Beratung und Spezialdiagnostik:

Robert Koch-Institut (Bereich Wernigerode), Burgstr. 37, 38855 Wernigerode, Tel.: 03943/679-206, Fax: 03943/679-207

Ausgewählte Informationsquellen:

BAUMGART, J.; BECKER, B.; STEPHAN, R. (Herausgeber): Mikrobiologische Untersuchung von Lebensmitteln (Loseblattsammlung). Behr's Verlag Hamburg

BECKER, H.; MÄRTLBAUER, E. (2002): Conventional and commercially-available alternative methods in food microbiology for the detection of selected pathogens and toxins. Biotest Bulletin 6, 265–319

Bundesinstitut für Risikobewertung (BfR): www.bfr.bund.de (Suchpunkt: *Shigella* spp.)

FEHLHABER, K.; KLEER, J.; KLEY, F. (Herausgeber): Handbuch Lebensmittelhygiene (Loseblattsammlung). Behr's Verlag Hamburg. Grundwerk 2005

Robert Koch-Institut (RKI): Ratgeber Infektionskrankheiten – Merkblätter für Ärzte (www.rki.de). Dort weitere umfassende Literaturangaben

Robert Koch-Institut (RKI): Epidemiologisches Bulletin (mit Statistiken meldepflichtiger Infektionskrankheiten). (www.rki.de/infekt/epibull/epi.htm)

2.1.6 *Yersinia* spp. – intestinale Yersiniose

Yersinia (*Y.*) *enterocolitica*, der Erreger der intestinalen Yersiniose und anderer Krankheitsbilder des Menschen, ist eine Art innerhalb der Gattung *Yersinia*, die erst seit 1965 zur Familie der *Enterobacteriaceae* gehört. Von geringerer Bedeutung innerhalb dieser Gattung ist *Y. pseudotuberculosis*, ein Keim, der ebenfalls zu unterschiedlichen Krankheitsbildern führen kann. Während *Y. pseudotuberculosis* als potenziell pathogen angesehen werden kann, kommen bei *Y. enterocolitica* pathogene neben apathogenen Stämmen vor. Nur *Y. enterocolitica* hat als Lebensmittelinfektionserreger Bedeutung.

2 Bakterielle Erreger von Lebensmittelinfektionen

Erreger

Yersinien sind gramnegative, peritrich begeißelte, kapsellose Stäbchenbakterien von 1 bis 3 µm Länge und 0,5 bis 0,8 µm Breite. Die Geißeln werden optimal bei Temperaturen um 30 °C ausgebildet. *Yersinia*-**Arten sind psychrotroph**, kulturell anspruchslos und wachsen unter aeroben und anaeroben Kulturbedingungen. Die optimale Anzüchtungstemperatur liegt zwischen 25 und 35 °C. Der Wachstumsbereich bewegt sich zwischen -1,3 und 42 °C, der pH-Bereich zwischen pH 4,2 und 9,6. Der untere a_w-Wert beträgt 0,97.

Die **pathogenen** *Y. enterocolitica* gehören zu einer kleinen Zahl von Serogruppen, die aufgrund eines unterschiedlichen biochemischen Verhaltens bestimmten **Biovaren** zugeordnet werden können (Bioware 1A, 1B, 2, 3, 4 und 5). Dieses sind in Deutschland praktisch ausschließlich die Serogruppen O:3 (Biovar 4) und O:5,27 (Biovar 2 oder 3). Die in den USA endemische Serovare O:8 (Biovar 1B) wurde in Europa bisher nur in Einzelfällen isoliert. Andere „amerikanische Stämme" wurden bisher in Deutschland noch nicht nachgewiesen.

Für die **biochemische Differenzierung** der *Yersinia*-Arten steht ein umfangreiches Testspektrum zur Verfügung. Die Biotypisierung der *Y. enterocolitica*-Stämme erfolgt mit folgenden Tests: Lipase, Äskulin, Salicin, Indol, Xylose, Trehalose, Nitritbildung aus Nitrat, DNAse und Pyrazinamidase.

Die **Virulenz enteropathogener** *Yersinia*-**Stämme** ist überwiegend plasmid- und zum Teil chromosomal kodiert. Das Virulenzplasmid (70 bis 75 kb) enthält unter anderem das Strukturgen für das Membranprotein Adhäsin, das nur bei 37 °C exprimiert wird. Weitere plasmidkodierte Virulenzfaktoren sind Proteine mit antiphagozytären Eigenschaften. Zur vollen Ausprägung der Virulenz sind zusätzlich chromosomal lokalisierte Gene notwendig. Ungeklärt ist noch die Frage, ob ein hitze- und säureresistentes Peptid von pathogenen *Y. enterocolitica* im Lebensmittel gebildet wird und – ähnlich wie bei den *Staphylococcus aureus*-Enterotoxinen – nach Aufnahme mit der Nahrung zu Intoxikationen des Menschen führen kann.

Die **Zielzellen** von *Y. enterocolitica* sind spezialisierte Mukosa-Epithelzellen über den Lymphfollikeln in den Peyer'schen Platten. Die Erreger durchdringen die Basalmembran, vermehren sich dann im lymphatischen Gewebe und der *Lamina propria*. Durch Gewebeschädigungen kommt es dort zu Mikroabszessen. Der Bürstensaum wird in den betroffenen Bereichen deutlich geschädigt. Aus den Mikroabszessen können sich die Erreger weiterverbreiten.

2.1 Gramnegative Bakterien

Reservoir und Infektionswege

Y. pseudotuberculosis ist bei frei lebenden (**Vögel, Nager, Wild**), domestizierten (Schweine, Schafe, Ziegen, Hunde, Katzen) und in Gefangenschaft gehaltenen, warmblütigen Tieren (**Stubenvögel, Zootiere, Pelztiere**) verbreitet. Als Übertragungswege auf den Menschen wird der direkte Kontakt mit Tieren und ihren Ausscheidungen und selten auch durch kontaminierte Lebensmittel und Wasser angenommen. *Y. enterocolitica* kommt weltweit, überwiegend in den gemäßigten Klimazonen, bei warmblütigen Wild-, Nutz- und Heimtieren sowie bei Reptilien, im Erdboden und Oberflächenwasser vor. Wichtigstes Erregerreservoir für die menschliche Infektion sind **klinisch gesunde Schweine**, die pathogene *Y. enterocolitica*-Stämme insbesondere auf den Tonsillen und im Rachenring tragen. Rinder sind selten mit pathogenen *Y. enterocolitica* infiziert, obwohl sekundär kontaminierte Milch wiederholt als Ursache für Erkrankungen des Menschen beschrieben wurde.

Vorkommen

Unter den in **Deutschland meldepflichtigen bakteriellen Darminfektionen** belegen die in den letzten Jahren übermittelten annähernd 4.000 durch *Y. enterocolitica* bedingten Erkrankungen gegenwärtig den vierten Rang der gemeldeten Erkrankungsfälle durch bakterielle Erreger. In der EU wurden für das Jahr 2008 8.146 Yersinioseerkrankungsfälle gemeldet. In den USA wird davon ausgegangen, dass pro Jahr etwa ein kulturell bestätigter *Y. enterocolitica*-Fall pro 100.000 Einwohner auftritt. Kinder sind häufiger als Erwachsene betroffen und die Infektion tritt vergleichsweise öfter im Winter auf.

Krankheitsbild

Erkrankungen des Menschen mit *Y. pseudotuberculosis* sind selten. Bei **Kindern und Jugendlichen** kann es zu einer Entzündung der Darmlymphknoten mit kolikartigen Bauchschmerzen, aber fehlendem Durchfall, kommen. Die Symptome werden häufig mit einer Blinddarmentzündung verwechselt.

Y. enterocolitica-Infektionen führen zu wässrigen, seltener auch wässrig blutigen Durchfallserkrankungen mit kolikartigen Bauchschmerzen. Die Krankheit kann bei allen Altersgruppen auftreten. Kinder und Jugendliche werden bevorzugt befallen. Patienten mit Resistenzminderung (Immunschwäche), bestimmten

Grundkrankheiten wie Krebsleiden oder Diabetes mellitus oder hämolytischen Erkrankungen können an einer lebensbedrohenden Septikämie („Blutvergiftung") erkranken. In selteneren Fällen werden Komplikationen wie Hauterscheinungen und Gelenkentzündungen beobachtet.

Inkubationszeit

Krankheitssymptome entwickeln sich typischerweise vier bis sieben Tage nach der Exposition und können eine bis drei Woche(n) oder länger anhalten.

Diagnose und Behandlungsmöglichkeiten beim Menschen

Y. enterocolitica-Infektionen werden im Allgemeinen durch **Nachweis der Mikroorganismen in Stuhlproben** diagnostiziert. Da Untersuchungen auf *Y. enterocolitica* häufig routinemäßig nicht durchgeführt werden, kann es wichtig sein, derartige Untersuchungen speziell anzufordern, wenn entsprechende Verdachtsmomente bestehen. Die Mikroorganismen können ebenfalls aus Rachen, Lymphknoten, Gelenkflüssigkeit, Urin, Galle und (selten) Blut isoliert werden. Antikörper können mittels einer Agglutinationsreaktion, des ELISA oder des Immunoblots nachgewiesen werden.

Unkomplizierte Durchfallserkrankungen durch *Y. enterocolitica*-Infektionen bedürfen keiner antibiotischen Behandlung. Bei schweren oder komplizierten Infektionen sind Antibiotika wie Aminoglykoside, Tetrazykline oder Fluorquinolone angezeigt.

Nachweis in Lebensmitteln

Wichtigste Lebensmittel, bei denen mit pathogenen Yersinien, insbesondere *Y. enterocolitica*, zu rechnen ist, sind Schweinefleisch, Schweinezungen und hieraus hergestellte nicht erhitzte Produkte. Besondere Beachtung muss auch der Möglichkeit von Kreuzkontaminationen bei der Verarbeitung von Schweinefleisch gegeben werden. Auch Milch, Milchgetränke (Kakaomilch) und andere nicht gesäuerte oder erhitzte milchhaltige Speisen kommen in Betracht. Eine Kontamination von Lebensmitteln über Waschwasser ist beschrieben worden. Das Vorkommen pathogener Yersinien in Salaten ist eher selten. Bei pflanzlichen Trockenprodukten wie Gewürzen, Tee und Trockenpilzen wurden die Krankheitserreger bisher nicht nachgewiesen.

2.1 Gramnegative Bakterien

Das klassische und sensitive Anreicherungsverfahren in der Kälte (4 °C) in nicht selektiver, phosphatgepufferter 0,85-%-iger Kochsalzlösung mit Zusatz von 1 % Pepton ist sowohl für die betriebsinterne Qualitätskontrolle als auch für die amtliche Überwachung zu langwierig. Darüber hinaus werden unter diesen Bedingungen auch nicht pathogene Yersinienstämme angezüchtet. Als international anerkannte Untersuchungsmethode steht ISO 10273 (1994) für *Y. enterocolitica* zur Verfügung. Auch auf dieser Methodik beruhende Modifikationen werden eingesetzt. Die zu untersuchende Probenmenge, in der Regel 25 g, wird in der zehnfachen Menge eines flüssigen Kulturmediums aufgenommen und homogenisiert. Der Ansatz wird 48 bis 72 Stunden bei 22 bis 25 °C unter Schütteln inkubiert. Vor der Subkultur auf festen Nährböden erfolgt eine Alkalibehandlung. Die Subkultur wird auf festen Spezialnährböden vorgenommen. Bei der Zweischrittanreicherung kann nach der Voranreicherung auch eine selektive Anreicherung vorgenommen werden.

Die Identifizierung der Keime auf der Grundlage biochemischer Reaktionen sollte optimal bei 28 bis 29 °C durchgeführt werden. Molekularbiologische Methoden mittels PCR sind für verschiedene Zielgene beschrieben worden. Bisher besteht jedoch noch keine einheitliche und zu empfehlende validierte Methode.

Vorbeuge, Bekämpfung und Hygienemaßnahmen

Die **wichtigsten Maßnahmen zur Minderung des Infektionsdrucks** liegen im Bereich der **Primärproduktion**, insbesondere in der Schweinehaltung. Hier können auf Bestandsebene durch Einführung von Unterdruckventilation und Fütterung von Hand nachgewiesenermaßen gute Erfolge erzielt werden. Zur Eindämmung der Erregerausbreitung sind Kontrollen beim Tierkauf und die konsequente Einhaltung der Stallhygiene (z. B. Rein-Raus-Verfahren, vertikale Produktionssysteme) erforderlich. Bei klinischen Erkrankungen sind zudem Desinfektionsmaßnahmen auf Bestandsebene unverzichtbar. Bei der Bekämpfung der Yersiniose und die damit einhergehende Verbesserung des gesundheitlichen Verbraucherschutzes ist der Primärproduktionsbereich vor allem mit drei zentralen Problemen konfrontiert: Intensivtierhaltung mit schneller Tier-zu-Tier-Übertragung, Verarbeitung tierischer Produkte in großen Anlagen und Ausbreitung des Erregers über Futtermittel (und Wasser).

Für den **Verbraucher ist ein entsprechendes Hygienebewusstsein**, auch im Urlaub, wichtig. Dazu gehört insbesondere die Aufklärung der Verbraucher über

2 Bakterielle Erreger von Lebensmittelinfektionen

Gesundheitsrisiken durch kältetolerante Keime. Da sich diese bei Kühlschranktemperaturen vermehren können, sind umfassende Informationen unabdingbar.

Meldepflicht nach dem Infektionsschutzgesetz (IfSG)

Der direkte oder indirekte *Y. enterocolitica*-Nachweis im Zusammenhang mit einer akuten Infektion beim Menschen ist nach § 7 IfSG meldepflichtig. Anschließend sind die gesetzlich vorgeschriebenen Schutzmaßnahmen einzuhalten.

Tierseuchenrecht

Keine speziellen Vorschriften gegeben.

Kontakt und Spezialberatung

Nationales Referenzzentrum (NRZ) für Salmonellen und andere bakterielle Enteritiserreger: Robert Koch-Institut, Burgstr. 37, 38855 Wernigerode, Tel.: +49 (0)30/18754-2522, Fax: +49 (0)30/18754-4207

Ausgewählte Informationsquellen

BAUMGART, J.; BECKER, B.; STEPHAN, R. (Herausgeber): Mikrobiologische Untersuchung von Lebensmitteln (Loseblattsammlung). Behr's Verlag Hamburg

BECKER, H.; MÄRTLBAUER, E. (2002): Conventional and commercially-available alternative methods in food microbiology for the detection of selected pathogens and toxins. Biotest Bulletin 6, 265–319

Bundesinstitut für Risikobewertung (BfR): Erreger von Zoonosen in Deutschland im Jahr 2008 (www.bfr.bund.de)

Bundesinstitut für Risikobewertung (BfR): www.bfr.bund.de (Suchpunkt: *Yersinia* spp.)

FEHLHABER, K.; KLEER, J.; KLEY, F. (Herausgeber): Handbuch Lebensmittelhygiene (Loseblattsammlung). Behr's Verlag Hamburg. Grundwerk 2005

Robert Koch-Institut (RKI): Infektionskrankheiten A–Z – Merkblätter für Ärzte (www.rki.de). Dort weitere Literaturangaben

Robert Koch-Institut (RKI): *Yersinia enterocolitica*-Infektionen: Übersicht und Fallberichte. Epidemiologisches Bulletin 43/04

Robert Koch-Institut (RKI): Epidemiologisches Bulletin (mit Statistiken meldepflichtiger Infektionskrankheiten). (www.rki.de/infekt/epibull/epi.htm)

2.1.7 *Vibrio* spp. – Vibrionenerkrankungen und Cholera

Zur Gattung *Vibrio* werden **mehr als 30 Arten** gezählt, von denen 12 als obligat oder fakultativ pathogen für den Menschen angesehen werden. Die größte Bedeutung haben *V. cholerae* O1 und O139, die **Erreger der Cholera**, sowie *V. parahaemolyticus* und *V. vulnificus*. Lebensmittel oder Trinkwasser kommen als Überträger für *V. cholerae*, *V. parahaemolyticus* und *V. vulnificus* sowie eine Reihe anderer Vibrionen in Betracht. Beim Baden in salzhaltigen Gewässern kann es gelegentlich auch zu **Wundinfektionen** kommen.

Erreger

Vibrionen sind gramnegative kokkoide bis Stäbchen bildende (Länge 1,4 bis 2,6 µm, Breite 0,5 bis 0,8 µm) und gelegentlich leicht gebogene Bakterien („**Kommabakterien**"). Sie sind fakultativ anaerob, oxidasepositiv und beweglich mit überwiegend polarer Begeißelung. *V. cholerae* kann sich in Medien ohne Kochsalz vermehren. Sonst ist ein Salzgehalt von 0,5 bis 3 % für die Vermehrung und das Überleben am natürlichen Standort förderlich. Die **Hitzeinaktivierung** erfolgt bei 60 °C über 15 bis 30 Minuten und bei 100 °C über fünf Minuten. Die Hitzeempfindlichkeit kann je nach Art des Lebensmittels und des Kochsalzgehaltes variieren. Der für die Vermehrung erforderliche pH-Wert-Bereich ist vergleichsweise eng und der minimale a_w-Wert ist bei den einzelnen Vibrionen durchaus unterschiedlich.

Die **Pathogenität der Choleraerreger** ist eine erworbene Eigenschaft, bei der verschiedene und durch Phagen induzierte **Virulenzfaktoren** zusammenwirken. Wichtigster Faktor ist das hitzelabile **Choleraenterotoxin** (CT), dessen Gene auf einem im Chromosom integrierten Bakteriophagen liegen. *V. parahaemolyticus* hat mindestens vier Hämolysekomponenten, die neben anderen Proteinen als Virulenzfaktoren für Durchfallerkrankungen gelten. *V. vulnificus* produziert ebenfalls eine Reihe Gewebe zerstörender Proteine und Exoenzyme, insbesondere ein extrazelluläres Hämolysin/Zytolysin.

Reservoir und Infektionswege

Vibrionen haben ihren **natürlichen Standort im aquatischen Milieu**. Mit Ausnahme der nicht halophilen (Salz liebenden) Art *V. cholerae* (und *V. mimicus*) kommen die übrigen Arten aufgrund ihres Kochsalzbedürfnisses in Brack- und

2 Bakterielle Erreger von Lebensmittelinfektionen

Meerwasser vor, insbesondere in den mit organischer Materie angereicherten Mündungstrichtern der Flüsse. Bei sinkenden Wassertemperaturen (<10 °C) verschwinden Vibrionen aus der Wassersäule und sind bei weiter sinkenden Temperaturen auch nach Anreicherung größerer Wassermengen nicht mehr nachweisbar. Diese gehen dann in einen Ruhezustand über, in dem sie im Sediment oder auf Zooplankton die kalte Jahreszeit überleben, jedoch nicht mehr anzüchtbar sind. Bei steigenden Wassertemperaturen und Zunahme ihrer Wirte erscheinen sie wieder und sind ab Temperaturen von etwa 20 °C meist reichlich im Oberflächenwasser nachweisbar.

V. cholerae **ist weltweit in Süß- und Brackwasser** verbreitet. *V. parahaemolyticus* gehört im Gegensatz zu *V. cholerae* zu den halophilen Vibrionen und benötigt 1 bis 3 % Kochsalz zum Wachstum und längerem Überleben. Dem natürlichen Vorkommen in salzhaltigem Wasser vor allem der Küstenregionen entsprechend erfolgt die Übertragung überwiegend durch Krustentiere, Muscheln und Fische, die vor dem Verzehr unzureichend erhitzt oder nach dem Erhitzen rekontaminiert wurden. *V. vulnificus* ist ebenfalls halophil mit ökologischen und pathogenen Eigenschaften ähnlich denen von *V. parahaemolyticus*. Infektionen erfolgen fast stets über Muscheln, insbesondere rohe Austern.

Häufigkeit des Vorkommens

Choleraerkrankungen werden in Deutschland praktisch nur dann beobachtet, wenn eine Infektion im Zusammenhang mit dem internationalen Tourismus erfolgte („reiseassoziierte Erkrankung"). Mehrere Fallberichte des Robert Koch-Instituts in Berlin liegen vor. Die WHO hat die Cholera als siebte Pandemie beschrieben, die 1961 in Indonesien begann. Die Krankheit breitete sich schnell in Ostasien aus und erreichte Bangladesch in 1963, Indien 1964 und die UdSSR, Iran und Irak in 1966. Die Erkrankung ist nunmehr endemisch in Afrika. Im Jahr 1991 breitete sich die Cholera rapide in Lateinamerika aus und erreichte dort 11 Länder. Eine seit Ende 1992 von Südostindien ausgehende, sich rasch in der Region verbreitende choleraähnliche Epidemie wird durch die zuvor nicht bekannte Serovarietät O139 verursacht. Für die übrigen oben genannten Infektionserreger liegen keine umfassenden Daten vor.

2.1 Gramnegative Bakterien

Krankheitsbilder

Nach **Aufnahme der Choleravibrionen** mit Trinkwasser oder Lebensmitteln heften sich die **Erreger an die Dünndarmschleimhaut** an. Das **Choleratoxin** und eventuelle weitere Toxine unterbrechen den Ionentransport durch die Darmepithelzellen. Dabei kommt es zur gesteigerten Ausschleusung von Chlorid und zur Hemmung der Absorption von Chlor- und Natriumionen. Der Verlust an Elektrolyten hat aus osmotischen Gründen einen zusätzlichen enormen Wasserverlust zur Folge. Die Cholera ist somit klinisch durch profuse wässrige Durchfälle mit Erbrechen und Austrocknung des Patienten gekennzeichnet.

Die **typische Erkrankung durch** *V. parahaemolyticus* ist gekennzeichnet durch eine Magen-Darm-Entzündung mit wässrigem Durchfall, Darmkrämpfen, Erbrechen und ggf. Fieber.

V. vulnificus führt nur ausnahmsweise zur Darmerkrankung. Der Keim ist primär invasiv und **verursacht Sepsis und Wundinfektionen**. Primäre septikämische Verläufe sind mit einer Letalität von etwa 50 % belastet. Sie können innerhalb von 24 Stunden nach Genuss kontaminierter Austern und Muscheln auftreten und betreffen in erster Linie immun geschwächte oder durch schwere Grundleiden resistenzgeminderte Personen mit erhöhten Eisenwerten im Blut. Bei Badeverletzungen im Meer oder beim Umgang mit kontaminierten Muscheln kann es auch zu Wundinfektionen kommen, die zum Teil einen schweren Verlauf nehmen.

Inkubationszeiten

Die Inkubationszeit der Cholera beträgt zwei bis fünf Tage. Bei *V. parahaemolyticus* vergehen bis zum Auftreten von Krankheitserscheinungen zwischen vier Stunden und vier Tagen. Septische Erkrankungen durch *V. vulnificus* können innerhalb von 24 Stunden auftreten.

Diagnose und Behandlung beim Menschen

Die Diagnose beim Menschen erfolgt aufgrund des klinischen Bildes und der bakteriologischen Untersuchung des Stuhls. Die **Behandlung von Choleraerkrankungen** wird in erster Linie durch Gabe von Wasser und Salzen („Rehydratation") vorgenommen. Im Verlaufe einer Epidemie können 80 bis 90 % der Erkrankungen allein durch eine orale Rehydratation behandelt werden. In schweren Fällen muss eine intravenöse Behandlung erfolgen. In besonders schweren Fällen kann eine

Behandlung mit Antibiotika das Volumen und die Dauer des Durchfalls und die Ausscheidung der Krankheitserreger reduzieren. Tetrazyklin ist das Antibiotikum der Wahl. Beim Auftreten von Resistenzen können auch andere Antibiotika wie Erythromycin, Chloramphenicol und Furazolidon eingesetzt werden.

Nachweis in Lebensmitteln

Die einzige existierende internationale Norm über den Nachweis von Vibrionen in Lebensmitteln ist die ISO 8914 aus dem Jahr 1990. Eine für das Routinelabor praktikable Methodik zum Nachweis und zur Identifizierung von Vibrionen in Lebensmitteln wird beschrieben. Eingegangen wird auf

- Probenauswahl und -vorbereitung,
- Anreicherung in alkalischem salinischen Peptonwasser
- Beschreibung der für Vibrionen geeigneten Selektivnährböden,
- Anreicherung im zweistufigen Verfahren,
- Identifizierung mit biochemischen Tests einschließlich der Differenzierung von Biogruppen und Nachweis pathogener und toxinogener Vertreter sowie
- Nachweis von Virulenzfaktoren pathogener *Vibrio*-Spezies mittels PCR und kommerzieller Testsysteme einschließlich Latex-Agglutination.

Anzeigepflicht nach dem Infektionsschutzgesetz (IfSG)

Choleraerkrankungen bzw. der Nachweis des Erregers sind meldepflichtig nach dem IfSG.

Tierseuchenrecht

Keine speziellen Vorschriften vorhanden.

Vorbeuge- und Hygienemaßnahmen

Die WHO hat im Fact Sheet Nr. 107 die erforderlichen Maßnahmen zur Kontrolle von Choleraepidemien einschließlich der Präventivmaßnahmen dargestellt. Auf den Einsatz von Choleravakzinen wird hingewiesen. Allerdings sind die Impfstoffe nicht generell verfügbar. Eine Impfung gegen Cholera wird seit 1973 seitens der WHO nicht mehr gefordert. Der Internationale Impfpass sieht jedoch Raum für eine Choleraimpfung vor.

Beim **internationalen Handel mit Lebensmitteln** aus Regionen mit dem Vorkommen der Cholera ist zu berücksichtigen, dass der Erreger auf einer Vielzahl von Lebensmitteln bei Umgebungstemperaturen bis zu fünf Tage und unter Kühlbedingungen bis zu zehn Tage überleben kann. Auch das Tiefgefrieren können die Mikroorganismen überleben. Da Choleravibrionen gegenüber Säuerung und Trocknung empfindlich sind, werden kommerziell hergestellte gesäuerte und getrocknete Lebensmittel als weitgehend risikofrei angesehen. Auch durch eine Bestrahlung und Temperaturen oberhalb 70 °C können die Vibrionen abgetötet werden. Die **Lebensmittel mit größtem Risiko sind Meeresfrüchte**. Insgesamt wird allerdings das Risiko einer Einschleppung von Cholera über importierte Lebensmittel als gering eingestuft, obwohl seitens der WHO ein entsprechender Fall dokumentiert wurde. Bei der Handhabung von Lebensmitteln sind grundsätzlich die üblichen Hygienemaßnahmen einzuhalten. Bei entsprechender Sorgfalt im Umgang mit Lebensmitteln werden Importrestriktionen auch aus Ländern mit Vorkommen von Choleraerkrankungen seitens der WHO nicht für erforderlich gehalten.

Ausgewählte Informationsquellen:

BAUMGART, J.; BECKER, B.;, STEPHAN, R. (Herausgeber): Mikrobiologische Untersuchung von Lebensmitteln (Loseblattsammlung). Behr's Verlag Hamburg

BECKER, H.; MÄRTLBAUER, E. (2002): Conventional and commercially-available alternative methods in food microbiology for the detection of selected pathogens and toxins. Biotest Bulletin 6, 265–319

Bundesinstitut für Risikobewertung (BfR): Erreger von Zoonosen in Deutschland im Jahr 2008 (www.bfr.bund.de)

Bundesinstitut für Risikobewertung (BfR): www.bfr.bund.de (Suchpunkt: *Vibrio* spp.)

FEHLHABER, K.; KLEER, J.; KLEY, F. (Herausgeber): Handbuch Lebensmittelhygiene (Loseblattsammlung). Behr's Verlag Hamburg. Grundwerk 2005

Robert Koch-Institut (RKI): Infektionskrankheiten A–Z (www.rki.de). Dort weitere Literaturangaben

Robert Koch-Institut (RKI): Situationsbericht reiseassoziierte Erkrankungen im Jahr 2008. Epidemiologisches Bulletin 39/09

Robert Koch-Institut (RKI): Informationen/Merkblätter zu *Vibrio vulnificus* (Hinweise im Epidemiologischen Bulletin 32/2006). (www.rki.de)

Weltgesundheitsorganisation (WHO): Informationen über Cholera unter www.who.int/topics/cholera/en

2 Bakterielle Erreger von Lebensmittelinfektionen

2.1.8 *Cronobacter* sp. in Säuglingsnahrung

Erreger

Cronobacter sp. (Früher: *Enterobacter (E.) sakazakii*) ist ein gramnegatives Stäbchen und ehemals als „gelb pigmentierte *Enterobacter cloacae*" bekannt. Im Jahr 1980 wurde. *E. sakazakii* als eigenständige Art innerhalb der Familie der *Enterobacteriaceae* beschrieben. Im Jahr 2008 erfolgte eine neue taxonomische Zuordnung mit der Bezeichnung *Cronobacter* sp. Hierzu gehören u. a. *Cronobacter sakazakii, C. muytjensii, C. dublinensis, C. turicensis* und *C. malonaticus*.

Cronobacter sp. ist ein weltweit verbreitetes gramnegatives, oxidasenegatives, katalasepositives, fakultativ anaerobes und bewegliches Stäbchenbakterium. Die typische Produktion eines gelben Pigments wurde zur Differenzierung genutzt. Da diese jedoch nicht bei allen Stämmen auftritt und darüber hinaus von der Temperatur, dem Lichteinfall und dem Medium abhängig ist, gilt diese Methode als nicht zuverlässig. Das biochemische Leistungsspektrum ist gut charakterisiert. Die Vermehrungstemperatur liegt zwischen 6 und 45 °C und der pH-Wert-Bereich zwischen 5 und 10. Der $D_{58°C}$-Wert wird mit 0,5 bis 9,9 min, der z-Wert mit 5,6 °C angegeben. Einige Stämme weisen eine besonders hohe Resistenz gegenüber Hitze, Trockenheit und osmotischem Stress auf. Darüber hinaus ist durch die **Bildung eines Biofilms** die Adhäsion an Oberflächen besonders aus Gummi, Silikon und Polycarbonat, aber auch an Glas oder Stahl, möglich.

Erkrankungen

E. sakazakii wird seit 1989 als Ursache seltener, aber schwer verlaufender neonataler Meningitiden, Septikämien oder nekrotisierender Enterocolitis-Erkrankungen in der Literatur beschrieben. Neugeborene und Säuglinge unter medizinischer Behandlung, vor allem Frühgeborene, stellen die höchste Risikogruppe für eine *E. sakazakii*-Infektion dar. Die Mortalität bei den an Meningitis erkrankten Säuglingen ist mit 50 bis 75 % sehr hoch. Die Gesamtzahl der weltweit beschriebenen Todesfälle durch *E. sakazakii*-Infektionen dürfte sich auf etwa 70 belaufen.

In einer Vielzahl von Fällen wurde Trockenmilchsäuglingsnahrung als Quelle der Erregeraufnahme beschrieben. Im „Belgien-Ausbruch" war Trockenmilch mit sehr niedrigen, unterhalb der 1981 von der Codex Alimentarius-Kommission akzeptierten Keimzahlen von 20/g (getrocknete und Instantprodukte: n = 5, c = 2, m = 3, M = 20) Ursache für Erkrankungen an nekrotisierender Enterocolitis.

2.1 Gramnegative Bakterien

Vorkommen und epidemiologisches Verhalten

Im Schrifttum wird immer wieder über Nachweise von Spezies verschiedener *Enterobacteriaceae* in Trockenmilchsäuglingsnahrung berichtet. Im Rahmen dieser Untersuchungen konnten aus bis zu 7 % der Trockenmilchsäuglingsnahrungsmittelproben *Cronobacter* sp.-Stämme isoliert werden. Auch über *E. sakazakii*-Befunde in UHT-Milchverpackungen wurde unter Hinweis auf ein mögliches Überleben der Waörmebehandlung (?) berichtet, wobei diese Befunde jedoch nicht bestätigt sind.

Untersuchungen zur **Überlebens- und Vermehrungsfähigkeit** des Erregers in Trockenmilch liegen mit unterschiedlichen Ergebnissen vor. Neuere Untersuchungen bestätigten, dass sich der Keim in Nährbouillon und in UHT-Milch im für mesophile Keime typischen Temperaturbereich von 25 bis 45 °C, nicht jedoch bei 4 °C oder über 50 °C vermehrt. Im Trockenmilchsäuglingsnahrungspulver ist eine Vermehrung bislang nicht bekannt und aufgrund des niedrigen a_w-Wertes auch nicht zu erwarten. In der rekonstituierten Säuglingsnahrung vermehrte sich der Erreger nicht bei Temperaturen unter 4 °C. Dagegen ist die Vermehrung bei Temperaturen zwischen 4 und 10 °C mit einer sehr verzögerten Lag-Phase (37 Stunden) und einer sehr langen Generationszeit (fünf Stunden) möglich. Bei einer Lagertemperatur von 23 °C wurden eine erheblich kürzere Lag-Phase und eine kürzere Generationszeit (2,75 Stunden bzw. 40 Minuten) beobachtet.

Noch unzureichend untersucht sind die kompetitiven Einflüsse anderer, nicht pathogener Bakterien auf *Enterobacter* bzw. *Cronobacter* sp. Auch über die minimale infektiöse Dosis ist noch wenig bekannt.

Nachweis von *Cronobacter* sp. (*E. sakazakii*) in Trockenmilchsäuglingsnahrung

In der Routineuntersuchungspraxis wurde noch bis vor wenigen Jahren nicht gezielt auf das Vorkommen von *Enterobacter* bzw. *Cronobacter* sp. untersucht. Mit Erlass der Verordnung (EG) Nr. 2073/2005, modifiziert durch die Verordnung (EG) Nr. 1441/2007, wurde *Enterobacter sakazakii* (jetzt *Cronobacter* sp.) in den **Katalog der Lebensmittelsicherheitskriterien** aufgenommen. Dieses gilt für getrocknete Säuglingsanfangsnahrung und getrocknete diätetische Lebensmittel für besondere medizinische Zwecke, die für Säuglinge unter sechs Monaten bestimmt sind. Anzuwenden ist ein 2-Klassenplan mit n = 30, c = 0 und „in 10 g nicht nachweisbar". Dieses Kriterium gilt für in Verkehr gebrachte Erzeugnisse während der Haltbarkeitsdauer. Somit ist sicherzustellen, dass in insgesamt 300 g des Produktes kein positiver Nachweis gelingt.

Eine **Paralleluntersuchung auf Enterobacteriaceen und *Cronobacter*** sp. ist durchzuführen (siehe Verordnung (EG) Nr. 1441/2007), sofern nicht eine Korrelation zwischen diesen Mikroorganismen auf Ebene der einzelnen Betriebe festgestellt wurde. Wenn in einem Betrieb in einer Probeneinheit Enterobacteriaceen nachgewiesen wurden, ist die Partie auf *Cronobacter* sp. zu untersuchen. Der Hersteller muss zur Zufriedenheit der zuständigen Behörde nachweisen, ob zwischen den Enterobacteriaceen und *Cronobacter* sp. eine derartige Korrelation besteht.

Als **analytische Referenzmethode** gilt die ISO/TS 22964:2006 (Milch und Milchprodukte – Nachweis von *Enterobacter sakazakii*). Hierbei handelt es sich um ein zweistufiges Anreicherungsverfahren mit gepuffertem Peptonwasser und modifizierter Lauryl-Sulphat-Tryptose-Bouillon (mLST) als Anreicherungsmedien.

Als **Anreicherungsmedium** dienen gepuffertes Peptonwasser und modifizierte Lauryl-Sulfat-Trytose-Bouillon (mLST) mit Zusatz von 10 mg/ml Vancomycin-Hydrochlorid. Als **Selektivmedium** dient ESIA-Agar. Die Untersuchung dauert bis zu fünf Tage und umfasst nachstehende Schritte:

- Verdünnung der Probe im Verhältnis 1:10 mit gepuffertem Peptonwasser und Homogenisierung, Bebrütung 24 Stunden/37 °C;
- Überführen der Erstanreicherung im Verhältnis 1:100 in mLST-Bouillon und Inkubation bei 44 °C/24 Stunden;
- Fraktionierter Ösenausstrich der bebrüteten mLST auf ESIA-Agar und Bebrütung des Selektivagarmediums bei 44 °C/24 Stunden;
- Subkultivierung präsumtiver Kolonien (blauviolette Kolonien) auf ESIA-Agar und Bebrütung 48 Stunden bei 25 °C;
- Identifizierung gelber Kolonien mittels API 20 E.

In einem alternativen Verfahren kann eine Indikator-Bouillon (CSB-Bouillon) anstelle der Selektiv-Bouillon eingesetzt werden.

Als weitere **Identifizierungsmethoden** stehen molekulare Methoden wie konventionelle PCR-Verfahren, Echtzeit-PCR-Verfahren und einige andere zur Verfügung. Kommerziell werden Enzym-Immuno-Assays (EIAs) sowie molekulare Methoden angeboten.

Empfehlungen für den Verbraucher

Cronobacter spp hat nach derzeitigem Kenntnisstand besondere Bedeutung in **pulverförmigen Säuglingsnahrungen**, die zur Verabreichung an Säuglinge im Alter von null bis drei Monaten vorgesehen sind und auch als „Anfangsmilchen" bezeichnet werden. Ihr Einsatz in Kliniken, beispielsweise bei Neugeborenen oder sogar Frühgeborenen, ist üblich.

Es sind somit zum einen hohe Anforderungen seitens des Herstellers an die Produktion und die Überwachung des Produktes notwendig. Zum anderen ist es erforderlich, die **Rekonstituierung der Trockenmilch unter einwandfreien hygienischen Bedingungen** durchzuführen, um eine Rekontamination zu vermeiden. Sollten dennoch Enterobacteriaceen enthalten sein, was durchaus möglich ist (**die pulverförmigen Produkte sind nicht steril!**), kann deren Vermehrung durch einwandfreie Handhabung und Lagerung der gefertigten Nahrung verhindert werden. Im Hinblick auf die sehr kurze Generationszeit (40 Minuten) bei Zimmertemperatur führt eine ungekühlte Lagerung rekonstituierter Säuglingsmilch zu einer rasanten Vermehrung möglicherweise vorhandener Keime. Rekonstituierte Säuglingsnahrung sollte daher **immer frisch hergestellt, sofort auf Trinktemperatur gekühlt und verzehrt werden**. Erfolgt kein sofortiger Verzehr, sollte die Milch rasch auf Temperaturen unter 4 °C gekühlt und bei dieser Temperatur gelagert werden.

Die US Food and Drug Administration (FDA) hat bereits im April 2002 per Internet u. a. folgende **Verbraucherhinweise** zum Umgang mit Trockenmilchsäuglingsnahrung veröffentlicht:

- Zur Herstellung rekonstituierter Milch kochendes Wasser verwenden, sofortige Abkühlung auf Trinktemperatur und sofortiges Verfüttern

- Nur die für jede Mahlzeit erforderliche Trinkmenge frisch herstellen, keinen Vorrat für den ganzen Tag zubereiten

- Heißhaltezeiten verhindern, unabhängig davon, ob die Nahrung zuvor bei Zimmer- oder Kühltemperaturen gelagert wurde

- In Kliniken bei Versorgung auf den Frühgeborenenstationen: bei Sondenernährung sorgfältige Handhabung der Nahrung, Vermeidung von zu langen Lagerzeiten der verzehrsfertigen Milchnahrung in den Sonden.

Entsprechende Hinweise finden sich auch in Dokumenten des Codex Alimentarius.

Schlussfolgerungen

Cronobacter sp (E. sakazakii) kann zu schweren Erkrankungen bei Neugeborenen und Säuglingen führen. Über Pathogenität, Virulenzfaktoren und die Minimale Infektiöse Dosis (MID) sind noch weitere Untersuchungen erforderlich. Bei der Herstellung des Erzeugnisses sollten seitens der Hersteller strengste Freigabenormen gelten und die Produkte sorgfältig und entsprechend den Anforderungen der Verordnung (EG) Nr. 2073/2005 bzw. Nr. 1441/2007 überwacht werden (kein Nachweis in 30 Proben zu je 10 g).

Bei der **Rekonstituierung der Milch** sollten Verbraucherhinweise des Herstellers strikt befolgt werden:

- Nur kochendes Wasser verwenden
- Sofortige Abkühlung auf Trinktemperatur und sofortiges Verfüttern
- Nur die für jede Mahlzeit erforderliche Trinkmenge frisch herstellen
- Heiß/Warmhaltezeiten verhindern.

Literaturhinweise

BAUMGART, J.; BECKER, B.; STEPHAN, R. (Herausgeber): Mikrobiologische Untersuchung von Lebensmitteln (Loseblattsammlung). Behr's Verlag Hamburg

BECKER, H.; MÄRTLBAUER, E. (2002): Conventional and commercially-available alternative methods in food microbiology for the detection of selected pathogens and toxins. Biotest Bulletin 6, 265–319

Bundesinstitut für Risikobewertung in Berlin (BfR): www.bfr.bund.de. Suchpunkt: *Enterobacter sakazakii*

EDELSON-MAMMEL, S. G.; BUCHANAN, R. L. (2004): Thermal inactivation of *Enterobacter sakazakii* in rehydrated infant formula. J. Food Prot. 67, 60–63

FAO/WHO: *Enterobacter sakazakii* and other microorganisms in powdered infant formula: Meeting report, MRA Series 6, WHO Geneva, 2004

FAO/WHO: *Enterobacter sakazakii* and *Salmonella* in powdered infant formula, Second Risk Assessment Workshop, 16–20th January, WHO Rome, Italy, 2006

FEHLHABER, K.; KLEER, J.; KLEY, F. (Herausgeber): Handbuch Lebensmittelhygiene (Loseblattsammlung). Behr's Verlag Hamburg. Grundwerk 2005

LEHNER, A.; STEPHAN, R. (2004): Microbiological, epidemiological, and food safety aspects of *Enterobacter sakazakii*. J. Food Prot. 67, 2850–2856

2.1.9 *Legionella* spp. – Legionellose

Legionellen gehören **nicht zu den klassischen durch Lebensmittel übertragenen Infektionserregern**. Der wichtigste Infektionsträger ist das Wasser (Warmwasser) und die Infektion manifestiert sich primär durch Einatmen (Aerosol!) in der Lunge. Eine Übertragung direkt oder indirekt durch infiziertes Trinkwasser kann jedoch nicht ausgeschlossen werden, sodass auch eine Betrachtung unter lebensmittelhygienischen Aspekten sinnvoll erscheint.

Erreger

Legionellen gehören zur Familie der *Legionellaceae*, Gattung *Legionella*. Es sind im Wasser lebende gramnegative, nicht Sporen bildende Bakterien, die durch eine oder mehrere polare oder subpolare Geißel(n) beweglich sind. Alle Legionellen sind als potenziell human pathogen anzusehen. Derzeit sind etwa 48 Arten bekannt, die 70 verschiedenen Serogruppen angehören. Die für Erkrankungen des Menschen bedeutsamste Art ist *Legionella (L.) pneumophila* (Anteil von etwa 90 %). Diese enthält 16 Serogruppen; die Serogruppe besitzt die größte Bedeutung.

Reservoir und Infektionsweg

Primäres Reservoir ist das Wasser. Legionellen werden weltweit im Süßwasser, nicht aber im Meerwasser gefunden. Ihr Vorkommen wird entscheidend von der Wassertemperatur beeinflusst. Ideale Bedingungen für die Vermehrung der Legionellen bestehen bei Temperaturen zwischen 25 und 50 °C. Diese können auch in kaltem Wasser vorkommen, sich dort jedoch nicht in nennenswertem Maße vermehren. Im Wasser vermehren sich Legionellen intrazellulär in Amöben und anderen Protozoen. Ideale Bedingungen für eine Vermehrung von Legionellen bestehen an mit Wasser benetzten Oberflächen (z. B. in Rohren, Armaturen, Klimaanlagen). Ein erhöhtes Legionellenrisiko findet sich besonders bei älteren und schlecht gewarteten oder auch nur zeitweilig genutzten Warmwasserleitungen und -behältern.

Die im Wasser vorhandenen Legionellen führen nicht zu einer direkten Gesundheitsgefährdung. Erst die **Aufnahme von Erregern durch Einatmen** bakterienhaltigen Wassers als Aerosol (z. B. beim Duschen, in klimatisierten Räumen oder in Whirlpools) kann zur Erkrankung führen. Besonders infizierte Amöbenpartikel sind für die Übertragung wichtig, da Legionellen ihre Virulenzgene intrazellulär aktivieren. Die Infektion durch infizierte Amöben erklärt auch das bekannte Dosis-Wirkungs-Paradox beim Auftreten von Legionellosen (fehlende Infektionen trotz kontaminierter Wassersysteme bzw. Infektion trotz minimaler Kontamination). Eine Gesundheitsgefährdung durch Trinken von Wasser, in dem sich Legionellen befinden, besteht bei immun kompetenten Personen nicht. Bei **abwehrgeschwächten Patienten und bei Schluckstörungen** (nach Operation im Kopf- und Nackenbereich) ist eine **Infektion nach Aspiration** möglich. Eine Übertragung von Legionellosen wird insbesondere mit folgenden technischen Systemen in Verbindung gebracht:

- Warmwasserversorgungen (z. B. in Wohnhäusern, Krankenhäusern, Heimen, Hotels),

- Raumlufttechnische Anlagen (Rückkühlwerke von RLT-Anlagen, Klimaanlagen),

- Badebecken, insbesondere Warmsprudelbecken (Whirlpools),

- sonstige Anlagen, die einen Spray von Wassertröpfchen erzeugen können (z. B. Hydrotherapie, Dentaleinheiten, bestimmte Luftbefeuchter im häuslichen Bereich).

Zum Nachweis einer Übertragung aus einem verdächtigen Wassersystem auf den Patienten ist eine genetische Feintypisierung von Patienten- und Umweltisolaten erforderlich.

Vorkommen

Erkrankungen des Menschen treten weltweit sporadisch oder im Rahmen von Ausbrüchen auf. Nach dem Infektionsort wird zwischen nosokomialen („krankenhausbedingten") und ambulant erworbenen Legionellosen unterschieden. Als Sonderform der ambulant erworbenen Pneumonie wird die reiseassoziierte Legionellose erfasst. Erkrankungen treten häufiger in den Sommer- und Herbstmonaten auf.

Nach mehreren nationalen und internationalen Studien ist in Deutschland schätzungsweise mit 6.000 bis 10.000 *Legionella*-Pneumonien pro Jahr zu rechnen. Bei etwa 1 bis 5 % der in Krankenhäusern behandelten Pneumonien wird eine Legionellose diagnostiziert. Die Anzahl der an das RKI übermittelten Legionellosen erreicht jährlich eine Zahl von etwa 500. Die **Inzidenz pro Million Einwohner** liegt in anderen europäischen Ländern mit 34,1 (Spanien), 19,2 (Dänemark), 17,9 (Niederlande) und 16,9 (Frankreich) deutlich höher.

Krankheitsbild

Eine Erkrankung entwickelt sich bei Gesunden nach Einbringen von Legionellen in die unteren Atemwege. Ein großer Anteil der klinisch Erkrankten weist eine **Immundefizienz unterschiedlicher Herkunft** auf (z. B. Immunsuppression bei Organtransplantationen, zytostatische Behandlung von Leukämie oder anderen Malignomen, Dauereinnahme von Kortikoiden, chronische Krankheiten, Zustand nach chirurgischen Eingriffen, hohes Lebensalter). Auch Nikotin- und Alkoholabusus können disponierende Faktoren darstellen. Männer erkranken häufiger. Die Legionellose kann in Form zweier Krankheitsbilder auftreten: *Legionella*-Pneumonie (klassische Legionellose oder Legionärskrankheit) und Pontiac-Fieber.

Die **klassische Legionellose** beginnt zwei bis 10 Tage nach der Infektion mit uncharakteristischen Prodromalerscheinungen wie allgemeinem Unwohlsein, Gliederschmerzen, Kopfschmerzen, unproduktivem Reizhusten. Innerhalb weniger Stunden kommt es zu Brustschmerzen, Schüttelfrost, Temperaturanstieg auf 39 bis 40,5 °C, gelegentlich auch Abdominalschmerzen mit Durchfällen und Erbrechen. Infolge ZNS-Beteiligung kann es zur Benommenheit kommen, die bis zu schweren Verwirrtheitszuständen führen kann. Die Erkrankung ist in der Regel durch das Auftreten auffallend schwerer Pneumonieformen gekennzeichnet, bei denen die üblichen Pneumonieerreger nicht nachgewiesen werden. Die Rekonvaleszenz ist meist langwierig. In einigen Fällen können nach der Erkrankung eine eingeschränkte Lungenfunktion oder Lungenfibrosen bestehen. In Abhängigkeit von Grundleiden und Therapiebeginn liegt die Letalität um 15 %, bei unbehandelten immun defizienten Patienten kann sie bis auf 80 % ansteigen.

Das **Pontiac-Fieber** (Legionellose ohne Pneumonie) ist durch eine kurze Inkubationszeit von ein bis zwei Tagen und einen leichteren Verlauf gekennzeichnet. Die Krankheit beginnt mit Kopf-, Glieder-, Thoraxschmerzen, Husten, Fieber und gelegentlichen Verwirrtheitszuständen. Trotz erheblichen Krankheitsgefühls erholen sich die Patienten in der Regel ohne antibiotische Therapie innerhalb von fünf Tagen fast vollständig.

2 Bakterielle Erreger von Lebensmittelinfektionen

Inkubationszeit und Dauer der Ansteckungsfähigkeit

Legionella-Pneumonie (klassische Legionellose, Legionärskrankheit): zwei bis 10 Tage. Pontiac-Fieber: ein bis zwei Tage. Dauer der Ansteckungsfähigkeit: einige Tage bis einige Wochen. Eine direkte Übertragung von Mensch zu Mensch wurde nicht nachgewiesen.

Diagnostik beim Menschen

Die Diagnose sollte durch **kulturellen Nachweis der Legionellen** auf Spezial-Agar erfolgen. Geeignet sind dazu respiratorische Materialien (z. B. bronchoalveoläre Lavage, Trachealsekret, Sputum, Lungengewebe). Beweisend ist auch der Nachweis des *Legionella*-Antigens im Urin mittels ELISA. Damit werden in der Regel aber nur Antigene der Serogruppe 1 und gelegentlich einige kreuzreagierende andere Serogruppen angezeigt. Die Antigenausscheidung setzt bereits nach 24 Stunden ein und persistiert meist einige Wochen, selten über Monate.

Auch ein direkter **Erregernachweis aus Sputum und Trachealsekret** mit direkten fluoreszenzserologischen Methoden (DFT) ist möglich. Dieser besitzt jedoch nur eine relativ geringe Sensitivität (etwa 40 bis 70 %).

Eine **Sicherung der Diagnose mittels indirekter Immunfluoreszenztests** hat nur retrospektiv einen Wert, da ein beweisender Titeranstieg der Serumantikörper häufig erst in der sechsten bis achten Krankheitswoche erfolgt.

Der Nachweis von *Legionella*-DNA mittels **PCR oder anderer Amplifikationstechniken** ist möglich, die Sensitivität und Spezifität dieser Methode ist gut, kann aber z. Zt. noch nicht abschließend bewertet werden.

Therapie

Kontrollierte Studien zur **Wirksamkeit verschiedener Antibiotika** liegen nicht vor. **Erythromycin** gilt seit der Epidemie in Philadelphia im Jahr 1976 als das Mittel der Wahl bei der Behandlung der klassischen Legionellosen. Bei schweren Fällen wird die zusätzliche Gabe von Rifampicin empfohlen. Neuere Makrolidantibiotika und Fluorchinolone (z. B. Ciprofloxacin, Moxifloxacin) besitzen nach neueren *in vitro*-Daten und Tierversuchen eine schnellere und bakterizide Wirkung. Ihr Einsatz wird besonders bei immun supprimierten Patienten empfohlen.

2.1 Gramnegative Bakterien

Vorbeuge- und Bekämpfungsmaßnahmen

Die Prävention von Legionellosen ist im Wesentlichen auf zwei Wegen möglich:
1. Verminderung einer Verkeimung Warmwasser führender Systeme,
2. Limitierung/Verminderung von Aerosolkontakten.

Gefahren können prinzipiell von Warmwasserversorgungen mit einer Dauertemperatur im Risikobereich ausgehen. Hygienische Probleme bereiten in erster Linie große Warmwassersysteme und Systeme mit ungenügendem Durchfluss (Stagnation). Eine gezielte Prävention erfolgt auf der Basis sanitärtechnischer Regelungen und Maßnahmen, auf die hier hingewiesen wird.

Bei **neu zu planenden Trinkwassererwärmungs- und Leitungsanlagen** gilt zur Vermeidung von Legionellenkontaminationen die technische Regel DVGW W 551. Das Arbeitsblatt bezieht sich auf Großanlagen (mit mehr als drei Litern Warmwasser in den Leitungen bzw. Speichern mit mehr als 400 Litern). Es wird nicht unterschieden nach den verschiedenen Nutzungsbedingungen (z. B. in Krankenhäusern, Hotels oder anderen öffentlichen Gebäuden). Über die Anforderungen dieses Arbeitsblattes hinausgehende Forderungen wurden beispielsweise für Intensivstationen erlassen. In Anlagen gemäß DVGW W 551 dürfen beispielsweise an keiner Stelle im Verteilungssystem Wassertemperaturen geringer als 55 °C vorhanden sein.

Hinweise zu **bereits existierenden Trinkwassererwärmungs- und Leitungsanlagen**, die nicht den Anforderungen von DVGW W 551 entsprechen (die beispielsweise mit geringeren Betriebstemperaturen arbeiten), gibt die technische Regel DVGW W 552. Die Überwachung kann nur durch ein Untersuchungsinstitut erfolgen, bei dem eine Zulassung gemäß §§ 44 bis 53 IfSG vorliegt. Zur Nachweismethode von Legionellen aus Trink- und Badebeckenwasser ist eine Empfehlung des Umweltbundesamtes nach Anhörung der Trinkwasserkommission und der Badewasserkommission des Umweltbundesamtes erschienen.

Maßnahmen bei Ausbrüchen

Bei Ausbrüchen ist es wichtig, die Quelle der Erregerstreuung schnell zu erkennen und zu eliminieren, um weitere Infektionen zu verhindern. Zur raschen Dekontamination von Wassersystemen können eine Chlorung oder vorübergehende **Erhit-**

zung des Wassers auf über 70 °C eingesetzt werden. Die Durchführung dieser Maßnahmen bedarf einer gründlichen Planung.

In den letzten Jahren sind vermehrt **reiseassoziierte Legionelloseerkrankungen** bekannt geworden, die mehrere Teilnehmer einer Reisegruppe betrafen. In diesen Fällen ist es erforderlich, die ermittelten Einzelheiten zur vermutlichen Quelle der Infektionen über die nationalen Gesundheitsbehörden an die Gesundheitsbehörden des Reiselandes zu übermitteln.

Meldepflicht nach dem Infektionsschutzgesetz (IfSG)

Nach § 7 IfSG (Infektionsschutzgesetz) ist der direkte oder indirekte Nachweis einer akuten Infektion durch *Legionella* sp. **meldepflichtig**. Zur Meldung verpflichtet ist der Leiter der Untersuchungsstelle, in der der Nachweis geführt wurde.

Beratungsmöglichkeiten

Konsiliarlaboratorium für Legionellen (Beratung, Diagnostik, Stammtypisierung), Institut für Medizinische Mikrobiologie und Hygiene des Universitätsklinikums der TU Dresden, Fiedlerstr. 42, 01307 Dresden, Tel.: 0351/4586580/6554, Fax: 0351/4586310

Umweltbundesamt (Expertise in technischen Fragen), Forschungsstelle Bad Elster, Heinrich-Heine-Str. 12, 08645 Bad Elster, Tel.: 037437/76-225, Fax: 037437/76-219

Ausgewählte Informationsquellen:

DIN 19643, Teil 1: Aufbereitung von Schwimm- und Badebeckenwasser (1997; zu beziehen über Beuth-Verlag, Berlin)

DVGW-Arbeitsblatt W 551 (03/93): Trinkwassererwärmungs- und Leitungsanlagen; Technische Maßnahmen zur Verminderung des Legionellenwachstums (zu beziehen über Wirtschafts- und Verlagsgesellschaft Gas und Wasser mbH, Postfach 140151, 53056 Bonn)

DVGW-Arbeitsblatt W 552 (04/96): Trinkwassererwärmungs- und Leitungsanlagen; Technische Maßnahmen zur Verminderung des Legionellenwachstums; Sanierung und Betrieb (zu beziehen über Wirtschafts- und Verlagsgesellschaft Gas und Wasser mbH, Postfach 140151, 53056 Bonn)

ISO 11731: Water quality – Detection and enumeration of *Legionella* (1998; zu beziehen über Beuth-Verlag, Berlin)

RKI: Nachweis von Legionellen in Trinkwasser und Badebeckenwasser. Bundesgesundheitsblatt – Gesundheitsforschung – Gesundheitsschutz 2000; 43: 911–915, Springer-Verlag 2000

RKI: Fallbericht: Reiseassoziierte *Legionella*-Pneumonie. Epidemiologisches Bulletin 1999; 25: 187–189

RKI: Legionellosen in Deutschland. Epidemiologisches Bulletin 2005 und Folgejahre

2.1.10 *Mycobacterium avium* ssp. *paratuberculosis* – Paratuberkulose (und Morbus Crohn?)

Hintergrundinformation

Über einen möglichen Zusammenhang zwischen dem Erreger der **Paratuberkulose des Rindes**, *Mycobacterium avium* ssp. *paratuberculosis* (MAP) und der **Crohn'schen Erkrankung des Menschen** (Morbus Crohn) wird seit Jahren diskutiert. Hinweise hierfür ergaben sich aus den Ähnlichkeiten im Krankheitsbild bei Rind und Mensch, einer chronisch verlaufenden und unheilbaren Darmentzündung, sowie aus mikrobiologischen und molekularbiologischen Untersuchungen zum Nachweis des Erregers. Als **Vehikel für eine Übertragung** wird immer wieder Trinkmilch genannt, da es in der wissenschaftlichen Literatur Hinweise auf ein Vorkommen von MAP in roher Milch und ein Überleben des Erregers auch unter den Bedingungen der Dauer- und Kurzzeiterhitzung (Pasteurisierung) gibt.

Zu **möglichen Risiken** hat sich das Bundesinstitut für Risikobewertung (BfR) in Berlin mehrfach geäußert. Aus wissenschaftlicher Sicht ist nach wie vor das Ergebnis eines im September 2001 geführten Sachverständigengespräches gültig, wonach „**bisher keine Beweise für einen Zusammenhang** zwischen dem Erreger der Paratuberkulose des Rindes und Morbus Crohn des Menschen vorliegen, jedoch weitere Forschungsarbeiten zur Klärung unabdingbar erscheinen". Auch in einer umfangreichen Literaturstudie über Morbus Crohn und MAP aus dem Dezember 2003, verfasst vom Robert Koch-Institut (RKI) und dem Bundesinstitut für Risikobewertung (BfR) in Berlin, wird dargelegt, dass die Annahme einer kausalen Verbindung bei der gegebenen Studienlage noch auf „Hypothesenniveau" liegt.

Die immer wieder aufkommenden Diskussionen beruhen auf in den letzten Jahren veröffentlichten Untersuchungen bzw. Forschungen mit folgenden Ergebnissen:

1. MAP werden nahezu regelmäßig in **Milch und zahlreichen Milchprodukten**, auch wärmebehandelt, gefunden (im Mittel 2 % positive Fälle).

2. MAP konnte aus dem Blut bei 50 % von Morbus Crohn-Patienten isoliert werden (USA, „Lancet" 18. September 2004).
3. Nachweis von MAP in Geweben von Patienten mit Morbus Crohn.
4. Offensichtlich **günstige Behandlungsergebnisse** bei Morbus Crohn-Patienten mit entsprechenden **Antibiotika**.
5. Das Fehlen bestimmter Abwehrstoffe (**„Defensine"**) bei Morbus Crohn-Patienten begünstigt die Anheftung von Krankheitserregern (und auch MAP) an die Darmschleimhaut.
6. MAP setzen eine Substanz frei, die bestimmte **Abwehrzellen des Körpers** („Makrophagen") hemmt.
7. **Immunzellen** von Morbus Crohn-Patienten reagieren intensiv nach einem Kontakt mit MAP.

Der Nachweis von **MAP im Hoden eines Bullen** und die nicht auszuschließende Möglichkeit einer Übertragung über das Sperma haben Anfang des Jahres 2005 die Diskussion um das systemische Vorkommen von MAP im Tierkörper mit den Risiken auch für Lebensmittel tierischer Herkunft belebt. Risiken werden auch im Zusammenhang mit der **Ausbringung von Gülle** auf landwirtschaftliche Flächen mit den Möglichkeiten einer Kontamination pflanzlicher Lebensmittel gesehen.

Die Befunde zum Komplex „Paratuberkulose, MAP und Morbus Crohn" sind sehr ernst zu nehmen. Es muss alles getan werden, damit das Verbrauchervertrauen in die gesundheitliche Unbedenklichkeit von Milch und Milchprodukten und anderer Erzeugnisse tierischen, aber auch pflanzlichen Ursprungs erhalten bleibt. Drei Fakten müssen dabei immer wieder herausgestellt werden:

- Der **Schlüssel zur Bekämpfung** und zur Verminderung der Exposition des Verbrauchers liegt im Bereich des Managements der Kälberaufzucht, da eine Infektion der Tiere im frühen Lebensalter erfolgt.
- Durch eine **ordnungsgemäße Pasteurisierung** erfolgt eine Inaktivierung des Erregers um mindestens vier bis fünf Log-Stufen.
- Das mögliche **Vorkommen von MAP** ist nicht auf Lebensmittel tierischer Herkunft beschränkt. Vielmehr müssen auch Lebensmittel pflanzlicher Herkunft (Düngung!) in die Überlegungen zur Risikominimierung einbezogen werden.

2.1 Gramnegative Bakterien

Daher sind ein **effektives Risikomanagement** zur Verminderung der Exposition und eine sachgerechte Risikokommunikation unumgänglich, zumal auch andere Lebensmittel (z. B. Fleisch, Gemüse) schnell in die Diskussion geraten könnten.

Ein wichtiger **Schritt zum Risikomanagement** wurde vom Verbraucherschutzministerium mit einem **Maßnahmenkatalog zur Bekämpfung der Paratuberkulose** erlassen. Dieser beruht zu wesentlichen Teilen auf einem Ratgeber „Paratuberkulose", der von Wissenschaftlern bzw. Experten wissenschaftlicher Institutionen des Bundes und der Länder, vom Bundesministerium für Verbraucherschutz, Ernährung und Landwirtschaft und von Landesämtern in Rheinland-Pfalz und Thüringen ausgearbeitet wurde. Der Ratgeber sowie der dazugehörige Fragebogen zur Feststellung des Hygienestatus in Milchviehbetrieben sind als Hilfsmittel für Rinderhalter gedacht, die mehr Einblicke in die Risiken der Paratuberkuloseverbreitung bekommen möchten. Bei der Erarbeitung wurde auch auf Erfahrungen im Ausland (Niederlande, Großbritannien) zurückgegriffen.

Erreger

Der Krankheitserreger der Paratuberkulose gehört zur **Gruppe der Mykobakterien**, zu der auch der Erreger der Rindertuberkulose zählt. Eine besondere Eigenschaft dieser Bakteriengruppe ist die **lange Inkubationszeit**, d. h., die Zeit zwischen der Ansteckung und dem Auftreten erster Krankheitssymptome. Für die **Paratuberkulose variiert die Inkubationszeit von einem bis zu 10 Jahr(en)**. Die Bakterien nisten sich in der Darmwand ein, verursachen eine sehr langsam verlaufende Darmentzündung und breiten sich vom Darm über die Blutbahn unter anderem zum Euter infizierter Tiere aus. Kot, Milch und Kolostrum (Biestmilch) von infizierten Tieren bilden die wichtigsten Ansteckungsquellen mit Paratuberkuloseerregern. Das ungeborene Kalb kann auch bereits in der Gebärmutter infiziert werden. Die Bakterien sind von einer festen Wachsschicht umgeben. Deshalb können diese sehr lange (> 1 Jahr) außerhalb des Tieres überleben, beispielsweise in Gülle, Wasser oder Erde. Unter dem Einfluss von UV-Strahlen (z. B. Sonnenlicht) sterben sie schneller ab.

Entstehung der Paratuberkulose

Paratuberkulosebakterien sind für **Kälber im ersten Lebensjahr** besonders gefährlich. Je jünger das Kalb, desto anfälliger ist dieses für eine Paratuberkuloseinfektion. Die Kälber können sich durch die Aufnahme von Futter, das durch Kot verunreinigt ist, durch das Lecken an verschmutzten Oberflächen oder das Trinken von **erregerhaltiger Kolostralmilch** oder Milch infizieren. Eine infizierte Kuh kann ab einem Alter von zwei Jahren Paratuberkuloseerreger mit dem Kot ausscheiden und damit verbreiten. Da es nie sicher ist, dass eine Kuh paratuberkulosefrei ist, kann im Prinzip jedes Rind (> 2 Jahre) die Krankheit übertragen. Um das Risiko der Verbreitung so klein wie möglich zu halten, ist es ratsam, alle Kühe im Alter von zwei Jahren oder älter als verdächtig zu behandeln. Eine strikte **Trennung zwischen Kälbern bis zu einem Jahr und Tieren (≥ 2 Jahre)** ist eine wesentliche Maßnahme, um die Verbreitung der Paratuberkulose innerhalb eines Betriebes zu verhindern. Rinder, die im Alter von mehr als einem Jahr Paratuberkulosebakterien aufnehmen, werden in der Regel nicht krank.

Krankheitsbild

Erste Krankheitssymptome treten bei infizierten Tieren meist im **Alter von drei bis sechs Jahren** auf. Durch die Darmentzündung verdickt sich die Darmwand, sodass die Tiere nicht mehr genügend Nährstoffe aufnehmen können. Die Symptome der Paratuberkulose sind nur schwer von denen anderer Erkrankungen (z. B. Stoffwechselstörungen) zu unterscheiden und richtig zuzuordnen. Gerade deshalb ist es wichtig, alle möglichen Maßnahmen zu ergreifen, um eine Infektion zu verhindern. Eine an Paratuberkulose erkrankte Kuh kann folgende Symptome zeigen: **Verminderung der Milchleistung** um 10 bis 20 %, **Abmagerung** der Tiere trotz guter Futteraufnahme, **niedriges Geburtsgewicht** der Kälber, anhaltender **Durchfall** und letztendliches völliges Erliegen der Milchleistung.

Paratuberkulosesituation in Deutschland

Die Paratuberkulose des Rindes ist eine in **Deutschland meldepflichtige Tierkrankheit**, von der jährlich etwa 350 Fälle bekannt werden. Die klinischen Fälle sind allerdings lediglich die „Spitze des Eisberges", da infizierte Tiere lange Zeit keine Krankheitssymptome zeigen. Somit bleibt die Krankheit vielfach unentdeckt. Zu einem Zeitpunkt, an dem die Paratuberkulose festgestellt wird, hat sich der Erreger bereits im Bestand ausgebreitet. Wenn ein oder zwei Tiere in einer Herde von 100 Rindern klinisch erkranken, werden wahrscheinlich vier bis acht Tiere subklinisch erkrankt sein. Es kann in diesem Rechenbeispiel davon ausgegangen, dass insgesamt 15 bis 24 Rinder in einem solchen Bestand infiziert sein werden.

Bei **Anzeichen einer Infektion** sollten bei allen Tieren im Alter von über zwei bis drei Jahren Blutuntersuchungen durchgeführt werden, um Abwehrstoffe (Antikörper) gegen die Erreger nachzuweisen. Ergeben sich Hinweise auf eine Ansteckung, kann mit einer Kotuntersuchung aller über zwei Jahre alten Tiere festgestellt werden, welche Rinder den Erreger ausscheiden. Ein Nachweis der MAP aus dem Kot ist jedoch sehr zeitaufwendig und ein Ergebnis frühestens nach vier bis sechs Wochen zu erwarten. Mit den zurzeit zur Verfügung stehenden Labormethoden werden mit einer einzelnen Untersuchung in der Regel nicht alle infizierten bzw. MAP-ausscheidenden Tiere erfasst.

Der Anteil infizierter Rinderbestände in Deutschland ist regional sehr unterschiedlich und wird auf 10 bis 30 % geschätzt.

Maßnahmen zur Vermeidung von Paratuberkuloseinfektionen

„Vorbeugen ist besser als heilen" gilt als goldene Regel beim Vorgehen gegen die Paratuberkulose. Da das erste Lebensjahr eines Rindes die empfindlichste Periode ist, in der die Bakterien wirksam werden können, liegt auch hier der Schwerpunkt der Bekämpfungsmaßnahmen. Folgende Schritte sind notwendig, um das Ziel einer paratuberkulosefreien Jungtieraufzucht zu erreichen:

1. Hygienisches Abkalben
2. Maßnahmen für die Kolostralmilch- und Melkperiode
3. Maßnahmen für die Aufzucht nach dem Absetzen der Kälber.

Wenn die Maßnahmen in dieser Reihenfolge nach den Empfehlungen der Leitlinien des BMELV durchgeführt werden, wachsen die Kälber am Ende in einer paratuberkulosearmen Umgebung auf. Nach dem Verlauf einer Kuhgeneration sollte dann das **Risiko einer Paratuberkuloseansteckung** innerhalb des Betriebes stark gesunken sein.

Zu Beginn einer richtigen Vorgehensweise gegen Paratuberkulose sollte eine gründliche Bestandsaufnahme auf dem Gebiet der allgemeinen Krankheitsvorbeugung und -verhütung stehen. Mit dieser Bestandsaufnahme kann erreicht werden, dass spezifische Probleme, die in einem Betrieb das Risiko einer Übertragung der Paratuberkulose erhöhen, erkannt werden. Dazu wurde der „Fragebogen zur Feststellung des Hygienestatus eines Milchviehbetriebes in Hinsicht auf Paratuberkulose" erstellt, eine Checkliste rund um das Abkalben und die Kälberaufzucht im Betrieb.

2 Bakterielle Erreger von Lebensmittelinfektionen

Lebensmittel tierischer Herkunft

Die Ergebnisse aus der internationalen Fachliteratur zeigen, dass eine kleine Anzahl von MAP-Zellen die **Bedingungen der Kurzzeiterhitzung** überleben kann. Im Hinblick auf die Gegebenheiten in der Praxis sollte jedoch auch berücksichtigt werden, dass die von der Milchsammlung bis zur Abfüllung durchgeführten Prozessschritte (Filtration, Reinigung im Separator, Erhitzung) eine mögliche Belastung kontinuierlich verringern. Darüber hinaus werden eventuell kontaminierte Milchchargen während der Milchsammlung erheblich verdünnt. Von entscheidendem Vorteil ist hierbei auch, dass eine Vermehrung des Keimes außerhalb des Wirtskörpers nicht mehr stattfindet. Die Wahrscheinlichkeit, dass pasteurisierte Trinkmilch mit überlebenden *M. paratuberculosis* in den Handel gelangt, wird dadurch sehr klein, kann aber nicht sicher ausgeschlossen werden.

Modellrechnung einer Exposition: Bei Annahme, dass eine Kuh bzw. alle Tiere aus einer Herde von 15 Kühen MAP mit der Milch ausscheiden, sind auf Molkereiebene rechnerisch 0,16 bzw. 2,4 Kolonie bildende Einheiten (KbE) pro kg Rohmilch zu erwarten. Das gleiche Szenario, bezogen auf eine Kontamination der Milch durch Kot, ergibt für eine ausscheidende Kuh 8.000 und für alle 15 Kühe 120.000 KbE pro kg auf Molkereiebene. Zu beachten ist, dass diese Abschätzungen auf möglichst ungünstigen Annahmen, d. h., einer kleinen Herde mit geringer Milchleistung, basieren. In der Praxis dürften die **Verdünnungseffekte** größer sein. Zusätzlich muss die mehr als 100.000fache Reduktion (> 5 Log-Reduktion) der Keimzahl durch die Erhitzung berücksichtigt werden. Von der höchsten berechneten Keimzahl bleibt nach der Pasteurisierung höchstens 1 KbE *M. paratuberculosis* pro kg Milch übrig. Ähnliche Berechnungen wurden aus den Niederlanden bekannt, wobei sich ein Wert von maximal 0,5 KbE MAP pro kg handelsfertiger Trinkmilch ergab.

Nach beiden Berechnungen können also, wenn auch in sehr geringer Zahl, positive Trinkmilchproben erwartet werden. Tatsächlich wurden in Untersuchungen aus Großbritannien auch vereinzelt MAP in pasteurisierter Trinkmilch aus dem Handel nachgewiesen. Die Untersucher isolierten das Bakterium aus vier von 1.000 Trinkmilchproben. Die Aussagekraft dieser Befunde ist wissenschaftlich allerdings umstritten. Die **vergleichsweise hohe Hitzeresistenz von MAP** wird mit dem Aufbau der Zellwand und dem Stoffwechselverhalten dieser Keime in Verbindung gebracht. Ob MAP nach Untersuchungen aus Schweden (2009) in der Lage ist, besonders resistente Formen („Sporen") zu bilden, ist noch nicht abschließend geklärt.

Risikoabschätzung

Solange keine Beziehung zwischen der Kontamination von Milch mit MAP und dem Morbus Crohn beim Menschen hergestellt werden kann, ist eine **umfassende Risikoabschätzung** nicht möglich. Das damalige Bundesinstitut für gesundheitlichen Verbraucherschutz und Veterinärmedizin (BgVV) (heute: Bundesinstitut für Risikobewertung (BfR)) hat bereits am 19. September 2001 ein Sachverständigengespräch unter Beteiligung von Experten aus dem veterinärmedizinischen, dem humanmedizinischen und dem lebensmittelhygienischen Bereich durchgeführt.

Als ein **wesentliches Ergebnis der Gesprächsrunde** wurde bestätigt, dass eine wissenschaftlich begründete Risikoabschätzung derzeit noch nicht möglich ist, weil für Deutschland zu wenig Daten hinsichtlich der Inzidenz und Prävalenz sowohl von Morbus Crohn beim Menschen als auch der Paratuberkulose in Milchviehbeständen vorliegen. Eine Verursachung des Morbus Crohn durch MAP ist nach den bislang vorliegenden Erkenntnissen zwar wenig wahrscheinlich, eine Beteiligung von MAP am Krankheitsbild des Morbus Crohn lässt sich aber genauso wenig ausschließen. Es liegen Hinweise darüber vor, dass **MAP bei einer Untergruppe von Patienten an der Pathogenese des Morbus Crohn** beteiligt sein könnte.

Auch eine mögliche Übertragung von MAP durch kontaminierte Lebensmittel wie Rohmilch/Rohmilcherzeugnisse, pasteurisierte Milch und Erzeugnisse hieraus oder natürlich gedüngtes, roh zu verzehrendes Gemüse kann nicht völlig ausgeschlossen werden.

Um zu einer größeren Klarheit zu gelangen, sind weitere Forschungsaktivitäten im humanmedizinischen, veterinärmedizinischen und lebensmittelhygienischen Bereich unumgänglich. Die derzeit laufenden Forschungsvorhaben betreffen unter anderem folgende Themen:

- Findet bereits im Kindesalter eine Infektion mit MAP statt, die erst wesentlich später zum Morbus Crohn führt?
- Wie hoch sind Inzidenz und Prävalenz der Erkrankung beim Menschen in Deutschland?
- Wie hoch ist die tatsächliche Prävalenz der Paratuberkulose in deutschen Milchviehbeständen?

- Wie hoch ist die Kontaminationsrate mit MAP in Milch, Fleisch und anderen Lebensmitteln in Deutschland und in der EU?
- Welche Lebensmitteltechnologien wären geeignet, eine höhere Produktsicherheit in Hinblick auf eine Kontamination mit MAP zu erreichen?
- Welcher Kontaminationsgrad mit MAP besteht bei natürlich gedüngtem Gemüse?
- Stellt der Verzehr roher und von Tieren stammender Lebensmittel ein erhöhtes Risiko für den Verbraucher dar?

Nachweis von MAP

Die **Diagnostik der Paratuberkulose** erfolgt durch den direkten Erregernachweis in Kotproben oder Organmaterial oder indirekt durch den Antikörpernachweis. Der **direkte Erregernachweis** wird durch mikroskopische Untersuchung (Ziehl-Neelsen-Färbung) oder kulturelle Untersuchung, gekoppelt mit einer anschließenden PCR, geführt. Bei Tieren, die den Erreger in großen Mengen ausscheiden, ist der Erreger mittels **Direkt-PCR aus Kotproben** möglich. Es können PCR-Systeme auf der Basis von IS900, aber auch von anderen Zielfrequenzen, verwendet werden. Für den **Antikörpernachweis** in der Milch und im Serum vom Rind und zum Teil auch bei kleinen Wiederkäuern sind in **Deutschland ELISA-Tests zugelassen**.

Sowohl der direkte Erregernachweis als auch der Antikörpernachweis weisen nur eine **eingeschränkte Sensitivität** auf. Vor allem bei jungen Tieren (bis zu einem Alter von zwei bis drei Jahren) ist eine Diagnose mit diesen Methoden nur unzureichend möglich. Auch bei älteren Tieren kann nur durch wiederholte Untersuchungen die Sicherheit der Diagnose erhöht werden. Der Antikörpernachweis im Blut- oder Milchproben auf Einzeltierbasis ist nur zur Erhebung des Bestandsstatus geeignet. Sichere Prävalenzschätzungen sind derzeit mit keiner der etablierten diagnostischen Methoden möglich.

Das Nationale Referenzlabor für Paratuberkulose am Friedrich-Loeffler-Institut (FLI) auf der Insel Riems hat eine umfassende **Amtliche Methodensammlung** zur Untersuchung auf Paratuberkulose/MAP herausgegeben (Stand April 2010).

Tierseuchenrechtliche Bestimmungen

Die Paratuberkulose des Rindes ist eine in Deutschland **meldepflichtige Tierkrankheit**, von der jährlich ca. 350 Fälle bekannt werden. Die Möglichkeiten einer **Impfung gegen Paratuberkulose** als Bekämpfungsmaßnahmen werden untersucht.

Ausblick

Nach allen wissenschaftlichen und praktischen Erkenntnissen besteht kein Zweifel daran, dass der Schlüssel zu einer erfolgreichen Bekämpfung der Paratuberkulose und zur Vermeidung möglicher Risiken für den Verbraucher in einem problemangepassten **Management im Erzeugerbetrieb** liegt. Dieses kann zu nicht unerheblichen arbeitsmäßigen und sonstigen Aufwendungen führen. Es ist aber zu berücksichtigen, dass für die Betriebe infolge von Paratuberkuloseerkrankungen hohe wirtschaftliche Schäden, einerseits durch die eigentlichen Tierverluste selbst, andererseits vor allem aber durch eine verminderte Milchleistung, eine höhere Krankheitsanfälligkeit der betroffenen Tiere, verbunden mit hohen Tierarztkosten und verminderten Schlachterlösen, entstehen. Berechnungen aus den Niederlanden kamen zu dem Ergebnis, dass der Schaden für einen Betrieb mit 100 Milchkühen über einen Zeitraum von 20 Jahren 6.800 Euro pro Jahr betragen kann. In Betrieben mit klinisch kranken Tieren wird der Schaden auf 900 Euro pro klinisch krankes Tier geschätzt. Nach Berechnungen aus den USA betragen in infizierten Herden die Verluste je Kuh durchschnittlich 100 US-Dollar.

Eine **Paratuberkuloseinfektion** verursacht aber nicht nur wirtschaftliche Schäden auf Betriebsniveau, sondern hat auch zunehmend Folgen für den Tierhandel, vor allem für den Viehexport. Immer mehr Vieh importierende Länder fragen nach paratuberkulosefreien Zuchttieren.

Unabhängig von den wirtschaftlichen Belangen ist die Bekämpfung der Paratuberkulose notwendig, um die **Qualität und den guten Ruf der deutschen von Rindern stammenden Lebensmittel und insbesondere von Milch und Milchprodukten** zu erhalten.

- Für die Annahme einer kausalen Verbindung zwischen MAP und Morbus Crohn ist bei der derzeitigen wissenschaftlichen Erkenntnislage festzustellen, dass nach wie vor eine solche Annahme auf einem „**Hypothesenniveau**" liegt. Insofern gelten noch in vollem Umfang die Ergebnisse des Sachverständigengespräches aus dem Jahr 2001 beim BfR und die Literaturstudie über Morbus Crohn und *Mycobacterium avium* ssp. *paratuberculosis* vom Dezember 2003, die gemeinsam von Wissenschaftlern des Bundesinstituts für Risikobewertung (BfR) und des Robert Koch-Instituts (RKI) verfasst wurden. Hiernach sind insbesondere **Fall-Kontroll-Studien zur Eingrenzung von Risikofaktoren** und zum Vorkommen von MAP bei Morbus Crohn-Patienten im Vergleich zu gesunden Kontrollen erforderlich. Allerdings ist das Expositionsrisiko mit MAP bei Morbus Crohn-Patienten im Vergleich zu gesunden Kontrollen schwer zu beantworten. Es wären beispielsweise Daten zu Ernährungsgewohnheiten vor Ausbruch der Erkrankung erforderlich, die schwer zu erheben sein dürften. Darüber hinaus ist neben der Milch noch die Bedeutung anderer Expositionsquellen (z. B. Gemüse, Fleisch, Trinkwasser) offen.

Primäres Ziel im Sinne des Vorsorgeprinzips muss es jedoch bleiben, die **Exposition gegenüber MAP so weit wie möglich zu reduzieren**. Der einzige Erfolg versprechende Ansatz hierzu liegt in einer sicheren Erfassung paratuberkuloseinfizierter Bestände und der effektiven Bekämpfung der Erkrankung auf der Grundlage validierter Untersuchungsmethoden.

Weitere Informationen

BMVEL-Paratuberkuloseleitlinien: Leitlinie für den Umgang mit der **Paratuberkulose** in Wiederkäuerbeständen vom 17. Januar 2005

Bundesinstitut für gesundheitlichen Verbraucherschutz und Veterinärmedizin (BgVV, heute: BfR): Sachverständigengespräch über die Problematik *Mycobacterium avium* ssp. *paratuberculosis* und Morbus Crohn (September 2001)

Deutsches Krebsforschungszentrum Heidelberg: Morbus Crohn: Eine Genkopie zu wenig schwächt die Verteidigung. Mitteilung vom 18.07.2006 (www.dkfz.de)

FEHLHABER, K., KLEER, J., KLEY, F. (Herausgeber): Handbuch Lebensmittelhygiene (Loseblattsammlung). Behr's Verlag Hamburg. Grundwerk 2005

Friedrich-Loeffler-Institut (Nationales Referenzlabor für Paratuberkulose): Amtliche Methodensammlung zur Paratuberkulose (Stand April 2010)

GRANT, I. R. (2005): Zoonotic potential of *Mycobacterium avium* ssp. *paratuberculosis*: the current position. Journal of Applied Microbiology 98

HEESCHEN, W.: Paratuberkulose des Rindes und Morbus Crohn des Menschen – Besteht ein Zusammenhang? Behr's Jahrbuch für die Lebensmittelwirtschaft 2008

Robert Koch-Institut (RKI) Berlin und Bundesinstitut für Risikobewertung (BfR) Berlin: Morbus Crohn und *Mycobacterium avium* ssp. *paratuberculosis* – eine Literaturstudie (Stand Dezember 2003)

2.1.11 *Brucella* spp. – Brucellose

Erreger

Brucellen sind gramnegative, unbewegliche, aerob wachsende, nicht Sporen bildende Stäbchenbakterien der Gattung *Brucella*. Ihre Länge variiert zwischen 0,6 und 1,5 µm, ihre Breite zwischen 0,5 und 0,7 µm. In ihrer äußeren Membran tragen sie Antigene, die dem Endotoxin der Enterobakterien entsprechen. Während der Vermehrung können lösliche Bestandteile mit antigenen Eigenschaften an das Umgebungsmilieu abgegeben werden (z. B. das Enzym Superoxid-Dismutase).

Der **Gattung *Brucella*** werden sechs Arten zugeordnet:

- *Brucella abortus:* Erreger der **Rinderbrucellose** (weltweite Verbreitung)
- *Brucella melitensis:* Erreger der **Schaf- und Ziegenbrucellose** (Mittelmeerraum)
- *Brucella suis:* Erreger der Schweinebrucellose (USA, Westeuropa)
- *Brucella ovis*: pathogen für das **Schaf** (Mittelmeerraum)
- *Brucella canis* (**Hund**) und *Brucella neotomae* (**Steppenwüstenratte**) haben praktisch keine lebensmittelhygienische Bedeutung.

Reservoir

Brucellosen sind bei Haus- und Nutztieren mit größeren regionalen Unterschieden weltweit verbreitet. **Endemiegebiete** sind der Mittelmeerraum, die Arabische Halbinsel, Afrika, Asien, Mittel- und Südamerika. Die Bakterien finden sich insbesondere im **Urogenitaltrakt** von Rindern (*B. abortus*), Schweinen (*B. suis*), Ziegen und Schafen (*B. melitensis*). Dort verursachen diese eine Entzündung mit Abort bzw. Sterilität.

Infektion des Menschen

Die **Infektion erfolgt oral** durch Verzehr von erregerhaltigen Nahrungsmitteln oder durch direkten **Kontakt** mit infizierten Tieren bzw. deren Produkten, besonders bei der Geburtshilfe, Schlachtungen u. ä. Die Übertragung der Brucellose von Mensch zu Mensch ist bisher nur bei Säuglingen durch Milch von infizierten Müttern beobachtet worden. Die Brucellose des Menschen, die durch *B. abortus, B. melitensis* und *B. suis* hervorgerufen wird, gehört zu den **klassischen Zoonosen**.

Die Brucellen werden nach Eindringen in den Körper von den Zellen des Monozyten-Makrophagen-Systems aufgenommen und zu den nächstgelegenen Lymphknoten transportiert. Von dort können diese in die Blutbahn gelangen und sich nahezu in allen Organen ansiedeln. Besonders häufig betroffen sind Milz, Leber und Knochenmark. Hier können unter anderem entzündliche Granulome gebildet werden. Daten zur **minimalen Infektionsdosis** für die alimentäre Übertragung liegen nicht vor.

Vorkommen (Prävalenz)

Weltweit werden jährlich etwa 500.000 Fälle von Brucellose beim Menschen erfasst. In deutschen Tierbeständen wurden im Jahr 1997 noch 25 Fälle gemeldet, in den Jahren 2001 und 2002 erfolgten keine Meldungen mehr. Deutschland gilt als „brucellosefrei". Es ist jedoch nicht auszuschließen, dass Erkrankungsfälle durch Tierhandel importiert oder von Wildtieren auf Nutztiere übertragen werden.

Dem Robert Koch-Institut (RKI) in Berlin wurden in den letzten Jahren 25 bis 35 Fälle pro Jahr gemeldet (2009: 19). Als häufigstes **Infektionsland wurde die Türkei** angegeben. Andere Länder wurden nur in Einzelfällen benannt.

Krankheitsbild

Nach unspezifischen Symptomen im Anfangsstadium der Infektion schließen sich Schmerzen im Bereich der Wirbelsäule und verschiedener Gelenke an. Typisch ist häufig ein **wellenförmiger („undulierender") Fieberverlauf**, wobei die Fieberschübe beim Menschen ein bis drei Wochen anhalten und bis zu 40 °C erreichen können. Eine **Lokalisation in bestimmten Organen** (z. B. Leber) wird beobachtet. Die Rekonvaleszenzphase kann Monate dauern, wobei häufig komplizierende **Gelenkentzündungen** und Infektionen des **Urogenitaltraktes** auftreten. Die Letalität der unbehandelten Erkrankung kann bis zu 2 % erreichen. Nach Überstehen einer Brucellose bildet sich eine lang dauernde **Immunität** aus. Die Letalität ist insgesamt niedrig. Zu einem tödlichen Verlauf kommt es am ehesten infolge einer *B. melitensis*-Endokarditis.

Inkubationszeit

Wenige Tage bis zu 60 Tage.

Dauer der Ansteckungsfähigkeit

Brucellen sind gegenüber der Einwirkung von **Hitze und Desinfektionsmitteln empfindlich**. Sie werden in wässrigen Medien bei Temperaturen von mehr als 60 °C innerhalb von 10 Minuten abgetötet. Bei Umgebungstemperaturen überleben diese hingegen Tage bis Wochen in Urin, Staub, Wasser, Milch- und Milchprodukten sowie in Erde. In **Rohmilch** beträgt die Überlebenszeit vier Wochen, in Blut vier Monate und in gekühltem Fleisch 14 Tage. Durch gebräuchliche Desinfektionsmittel sowie durch den Pasteurisationsvorgang werden Brucellen sicher abgetötet.

Diagnostik beim Menschen

Die **klinische Diagnose** ist angesichts der Mannigfaltigkeit der Krankheitserscheinungen sehr schwierig. Eine gezielte Anamnese kann wichtige Hinweise geben. Für die sichere Diagnose ist daher ein labordiagnostischer Nachweis Bedingung.

Die **Labordiagnose** stützt sich auf den **kulturellen Nachweis** des Erregers. Es ist wichtig, das mikrobiologische Labor über die Verdachtsdiagnose zu informieren. Es sollten wiederholte Blutkulturen entnommen werden, möglichst während der Fieberphase und vor Beginn der antibiotischen Therapie. Zur Diagnostik eignen sich je nach Lokalisation des Infektionsprozesses auch Knochenmark, Liquor, Urin oder Gewebeproben.

Brucellen stellen zum Wachstum relativ **hohe Ansprüche an Nährmedien**. Selektivsupplemente sind bei Anzucht aus Umweltproben zu empfehlen. Optimale Wachstumsbedingungen werden bei 37 °C und mikroaerophilen Kulturbedingungen (*B. abortus* und *B. ovis*) erreicht. Brucellen wachsen jedoch *in vitro* langsam. Frühestens nach zwei bis vier Tagen bilden sich kleine glänzende, durchsichtige Kolonien.

Eine weitere wichtige Methode ist der **Antikörpernachweis** aus dem Serum. Als beweisend für eine akute Infektion gilt ein Titeranstieg um zwei bis drei Verdünnungsstufen nach wiederholter Untersuchung im Abstand von zwei bis drei Wochen. **Agglutinierende Antikörper** treten gegen Ende der ersten oder zu

2 Bakterielle Erreger von Lebensmittelinfektionen

Beginn der zweiten Krankheitswoche im Patientenserum auf und können jahrelang nachweisbar bleiben.

Die **Komplementbindungsreaktion** (KBR) ist für die serologische Diagnostik aufgrund ihrer hohen Spezifität als Bestätigungstest gut geeignet. Ein positiver KBR-Titer persistiert häufig über Jahre. Inkomplette Antikörper lassen sich mittels **Coombs-Test** erfassen. Der **ELISA** ermöglicht durch die separate Bestimmung einzelner Antikörperklassen (IgG, IgM) eine bessere Beurteilung der Ergebnisse. Antikörper gegen andere Erreger (z. B. *Yersinia, Francisella, Salmonella*) können zu falsch positiven Ergebnissen führen (Kreuzreaktionen). Eine negative Agglutination (Widal-Reaktion) zu Beginn der Erkrankung schließt bei verdächtigem klinischen Bild eine Brucellose nicht aus. Daher empfiehlt sich eine wöchentliche Wiederholung der Untersuchung.

Für die **nukleinsäuregestützte *Brucella*-Diagnostik** ist es empfehlenswert, zuerst eine gattungsspezifische PCR einzusetzen und eine speziesspezifische PCR anzuschließen, da bei letzteren auch unspezifische Reaktionen mit anderen Bakterienarten auftreten können.

Aufgrund des uncharakteristischen Krankheitsbildes stützt sich die Diagnose beim Menschen (und auch beim Tier) auf die Anzucht des Erregers auf Spezialnährböden („Blutkultur") sowie den Antikörpernachweis im Patientenserum. Die **Diagnostik ist Spezialaboratorien** vorbehalten.

Therapie

Therapiekonzepte der WHO empfehlen die Verwendung von **Antibiotika** (Kombination von Rifampicin und Doxycyclin). Die Dauer der Therapie kann sich über einige Wochen bis zu mehreren Monaten erstrecken. Bei erwiesener intracerebraler Manifestation (Meningoenzephalitis) sind spezielle Wirkstoffe einzusetzen.

Meldepflicht nach Infektionsschutzgesetz (IfSG)

Jeder akute Fall einer Brucelloseerkrankung des Menschen, deren Nachweis auf direktem oder indirektem Wege erfolgte, ist nach § 7 IfSG **meldepflichtig**. Personen, die an einer Brucellose erkrankt sind oder waren, sind von einer Blutspende ausgeschlossen. Nach § 5 Abs. 1 in Verbindung mit Nr. 38 der Anlage 1 der Siebten **BerufskrankheitenVO** vom 20. Juni 1968 hat jeder Arzt, der den begründeten Verdacht hat, dass bei einem Versicherten eine Berufskrankheit in Form einer Brucellose besteht, diese dem Träger der Unfallversicherung oder der für den Versicherten zuständigen Stelle des medizinischen Arbeitsschutzes unverzüglich anzuzeigen.

Arbeiten mit Brucellen im Labor erfordern Sicherheitsvorkehrungen nach Risikogruppe 3 gemäß BioStoffVO.

Tierseuchenrechtliche Bestimmungen

Die Brucellose – das seuchenhafte Verwerfen – der Rinder, Schweine, Schafe und Ziegen wird bundeseinheitlich nach der BrucelloseVO (TierSG) bekämpft. Die Nutzviehbestände der Bundesrepublik Deutschland gelten als brucellosefrei und werden kontinuierlich überwacht (Antikörpernachweis in Blut oder Milch).

Eine **Impfung von Rindern** mit einem Lebendimpfstoff ist theoretisch möglich. Der gering pathogene Stamm Buck 19 ist international anerkannt und wird in vielen Ländern zur Bekämpfung nach gesonderter Genehmigung eingesetzt. In der Bundesrepublik Deutschland sind aus seuchenrechtlichen Gründen sowohl Impfungen als auch Heilversuche durch die Verordnung zum Schutz gegen die Brucellose der Rinder, Schweine, Schafe und Ziegen verboten.

Vorbeuge- und Bekämpfungsmaßnahmen

Im Vordergrund steht die wirksame **Bekämpfung der Brucellose bei Rindern, Schafen und Ziegen**. Die **Ansteckung durch infizierte Milch** kann durch Abkochen oder Pasteurisieren und die sonstigen amtlich vorgeschriebenen Erhitzungsverfahren vermieden werden. Nur Milch aus Rinderbeständen, die nachgewiesenermaßen frei von Zoonosen, d. h., auch frei von *Brucella*-Infektionen sind, darf als Rohmilch in den Verkehr gebracht werden.

Die Möglichkeit, sich hierzulande zu infizieren, ist somit außerordentlich gering. Auf eventuelle Infektionsrisiken in anderen Ländern geben die Reiseinformationen des Auswärtigen Amtes Auskunft.

Literaturhinweise

Bundesinstitut für Risikobewertung (BfR): Erreger von Zoonosen in Deutschland im Jahr 2008 (www.bfr.bund.de)

FEHLHABER, K.; KLEER, J.; KLEY, F. (Herausgeber): Handbuch Lebensmittelhygiene (Loseblattwerk). Behr's Verlag Hamburg. Grundwerk 2005

2 Bakterielle Erreger von Lebensmittelinfektionen

Robert Koch-Institut (RKI): Infektionskrankheiten A–Z (www.rki.de). Dort weitere Literaturangaben
Robert Koch-Institut (RKI): Situationsbericht reiseassoziierte Erkrankungen im Jahr 2008. Epidemiologisches Bulletin 39/09

2.1.12 *Francisella tularensis* – Tularämie, „Hasenpest"

Erreger

Francisella (F.) tularensis ist ein gramnegativer pleomorpher Erreger. Es gibt vier Subspecies, wovon die drei klinisch relevanten Formen serologisch identisch sind. Epidemiologisch, biochemisch und genotypisch können zwei Gruppen unterschieden werden. *F. tularensis* Biovar *tularensis* (Jellison Typ A) ist hoch virulent und weist unbehandelt eine hohe Mortalität auf. *F. tularensis* Biovar *holarctica* (Jellison Typ B) ist weniger virulent, kann jedoch ebenfalls schwere Krankheitsbilder hervorrufen.

Reservoir

F. tularensis wird in verschiedenen kleinen Säugern (**Hasen, Kaninchen, Mäuse, Ratten, Eichhörnchen**), aber auch in der Umwelt (**Wasser, Erde**) gefunden. Die Tiere infizieren sich entweder durch Kontakt mit kontaminierter Umgebung oder durch Blut saugende Parasiten (Zecken, Fliegen oder (wahrscheinlich) Mücken).

Infektionsweg

F. tularensis ist ein hoch kontagiöser Erreger. **Infektionsmöglichkeiten** bestehen durch: Haut oder Schleimhautkontakt mit infektiösem Tiermaterial, Verzehr von nicht ausreichend erhitztem, kontaminierten Fleisch (Hasen), Aufnahme von kontaminiertem Wasser oder anderen kontaminierten Lebensmitteln, Inhalation von infektiösem Staub (aus Erde, Stroh oder Heu), Kontakt mit kontaminierten Blut saugenden Parasiten (Zecken, Mücken, Fliegen).

Vorkommen

Tularämie kommt in der gesamten nördlichen Hemisphäre (skandinavische Länder, Russland, Japan, China, USA, Kanada) vor. Betroffen ist häufig die ländliche Bevölkerung, es sind jedoch auch Infektionen über **infizierte Nahrungsmittel,**

Trinkwasser und bei der Verarbeitung von **Wildfleisch** und landwirtschaftlichen Produkten möglich.

In den Jahren **1949 bis 2006 wurden in Gesamtdeutschland** insgesamt 688 menschliche Tularämieinfektionen amtlich registriert. Während anfangs in allen Fällen **Feldhasen** als Überträger ermittelt wurden, kamen später auch andere Infektionsquellen in Betracht. In Deutschland haben sich drei **Endemiegebiete** (Mecklenburg-Vorpommern, Nordseeküste und das Stromgebiet des Mains mit der Region Mainfranken) herausgebildet. Aber auch in anderen Gebieten sind Einzelfälle aufgetreten. Die meisten Erkrankungen wurden in den Monaten September bis Dezember gemeldet. Das Robert Koch-Institut (RKI) hat im Jahr 2007 im Epidemiologischen Bulletin ausführlich über die Situation in Deutschland berichtet. Außerhalb Deutschlands werden heute in der **Türkei, den Balkanländern und Skandinavien** Tularämieausbrüche beim Menschen bekannt. Bei Reisenden aus diesen Regionen mit unklarem Fieber und Lymphknotenschwellungen sollte die Tularämie differenzialdiagnostisch in Erwägung gezogen werden.

Krankheitsbild

Neben Allgemeinsymptomen (Fieber, Unwohlsein, Muskelschmerz) kann das klinische Bild bei Tularämie sehr vielfältig sein. In Abhängigkeit von der Eintrittspforte, der Virulenz der Erreger und der Infektionsdosis können Formen auftreten wie

- Hautgeschwüre mit regionaler Lymphknotenschwellung (LKS)
- Regionale LKS ohne Hautulzera
- Konjunktivitis mit Schwellung ohrnaher Lymphknoten
- Stomatitis, Pharyngitis (Rachenentzündung), Tonsillitis (Mandelentzündung), Schwellung der Halslymphknoten
- Bauchschmerzen, Durchfall und Erbrechen
- Primäre Erkrankung von Lunge und Rippenfell (Pleura)
- Primär fieberhafte Erkrankung mit Sepsis

Die Inhalation des Erregers führt zu einer pulmonalen Manifestation (z. B. Lungenentzündung) oder zu einem septischen, typhusähnlichen Krankheitsbild (Letalität unbehandelt 30 bis 60 %). Eine Infektion über den Verdauungstrakt kann zu

Pharyngitis (Ulzera möglich), Erbrechen, Durchfällen und Bauchschmerzen führen. Bei rechtzeitiger Therapie gibt es kaum Todesfälle.

Inkubationszeit

Die Inkubationszeit beträgt, abhängig von Infektionsdosis, Infektionsweg und der Virulenz des Erregerstammes in der Regel drei bis fünf Tage (Spannbreite ein bis 21 Tage).

Dauer der Ansteckungsfähigkeit

Eine Übertragung von Mensch zu Mensch ist nicht bekannt.

Diagnostik beim Menschen

Das **klinische Bild der Tularämie** kann sehr unspezifisch sein. Auffällig sind Hautgeschwüre und Lymphknotenschwellungen. Der **direkte Erregernachweis** durch Anzucht aus peripherem Blut, Abstrichen und Biopsien ist schwierig. Die Isolierung des Keimes gelingt nur auf speziellen Nährböden nach langer Kulturzeit (bis 10 Tage) und auch hier oftmals erst nach Einschaltung einer Tierpassage (Maus, Meerschweinchen). Da es sich um einen hoch infektiösen Erreger handelt, sollte die Diagnostik **Speziallaboratorien** vorbehalten sein. Als weitere direkte Erregernachweise stehen aber auch ein Nukleinsäurenachweis (z. B. PCR) oder ein Antigennachweis (z. B. Immunofluoreszenzmikroskopie, ELISA) zur Verfügung. Ein **serologischer Nachweis** kann durch den Anstieg (~vierfach) spezifischer Antikörper (meistens in der zweiten Krankheitswoche) geführt werden. Je nach Umständen kann auch ein einmaliger hoher Antikörpertiter die Diagnose bestätigen (z. B. ELISA, Mikroagglutination, Röhrchenagglutinationstest, Hämagglutinationstest). Da Stämme von *F. tularensis* mit Antibiotikaresistenzen beschrieben sind, sollte eine **Resistenztestung** der angezüchteten Erreger durchgeführt werden. Die serologische Diagnostik wird durch mögliche Kreuzreaktionen mit Brucellen und *Yersinia enterocolitica* erschwert.

Nachweis in Lebensmitteln

Der **Nachweis des Erregers** in Gewebeproben durch kulturelle Verfahren sowie mit der PCR ist in der amtlichen Methodensammlung des FLD beschrieben.

Gleiches gilt für den **Antikörpernachweis** im Blutserum mittels Serumlangsamagglutination. Die erforderlichen **Nährböden und Reagenzien** sind eingehend beschrieben.

Therapie

Streptomycin oder Gentamycin (10 bis 14 Tage), Doxycyclin (14 bis 21 Tage) und Ciprofloxacin (10 bis 14 Tage).

Vorbeuge- und Bekämpfungsmaßnahmen

Es existiert ein attenuierter **Lebendimpfstoff** (USA, GUS), der in Deutschland aber nicht verfügbar ist. Eine **medikamentöse Prophylaxe** nach wahrscheinlicher Exposition (z. B. im Labor) sollte rasch (möglichst innerhalb von 24 Stunden nach Exposition) begonnen werden. Falls eine mögliche Exposition erst nach Auftreten von Krankheitsfällen in Betracht gezogen wird, sollten alle mutmaßlich Exponierten ein Fiebermonitoring für 21 Tage (nach der vermuteten Exposition) durchführen. Diejenigen, die in diesem Zeitraum eine grippeähnliche Erkrankung oder Fieber entwickeln, sollten therapiert werden.

Maßnahmen nach dem Infektionsschutzgesetz (IfSG)

Nach § 7 (1) IfSG ist der direkte oder indirekte Nachweis von *F. tularensis* durch das Laboratorium an das zuständige **Gesundheitsamt zu melden**. Dieses ermittelt zum Erkrankungsfall und übermittelt die Daten über die Landesbehörde an das RKI in Berlin.

Tierseuchenrecht

Es besteht **Meldepflicht** nach der Verordnung über meldepflichtige Tierkrankheiten.

Literaturhinweise

Bundesinstitut für Risikobewertung (BfR): Erreger von Zoonosen in Deutschland im Jahr 2008 (www.bfr.bund.de)

Bundesinstitut für Risikobewertung (BfR): www.bfr.bund.de (Suchpunkt: Tularämie)

Friedrich-Loeffler-Institut (FLI): Nationales Referenzlabor für Tularämie. Amtliche Methodensammlung (Stand April 2010). www.fli.bund.de

Robert Koch-Institut (RKI): Infektionskrankheiten A–Z (www.rki.de). Dort weitere Literaturangaben

Robert Koch-Institut (RKI): Situationsbericht reiseassoziierte Erkrankungen im Jahr 2008. Epidemiologisches Bulletin 39/09

2.1.13 *Coxiella burnetii* – Q-Fieber

Erreger

Erreger des Q-Fiebers („Query Fever") ist *Coxiella (C.) burnetii*, ein kleines, unbewegliches, polymorphes, gramnegatives Bakterium. Taxonomisch werden die *Coxiellae* in die Familie der *Rickettsiaceae* mit einem eigenen Genus eingeordnet. Neuere molekularbiologische Untersuchungen zeigen eine enge Verwandtschaft mit Legionellen. *C. burnetii* **vermehrt sich nur intrazellulär in eukaryotischen Zellen**. Der Erreger kann in zwei antigenen Formen existieren: Phase I und Phase II. Bei Menschen und Tieren kommen die Organismen in Form von Phase I vor, die sehr infektiös ist. Wenn *C. burnetii* in **Zellkulturen oder befruchtete Hühnereier** überführt wird, unterliegen die Liposaccharide einem Wandel, der einen antigenen Wechsel (Phasenvariation) von Phase I in Phase II bewirkt, die deutlich weniger virulent ist.

C. burnetii weist eine **relativ hohe Resistenz** gegenüber chemischen und physikalischen Einflüssen auf. Die Fähigkeit, **Dauerformen** zu bilden und die hohe Resistenz gegenüber Austrocknung ermöglichen es, **außerhalb von Zellen in Staub, auf Heu, Wolle etc. jahrelang zu überleben**.

Reservoir

Das epizootologisch bzw. epidemiologisch relevante Reservoir stellt **infizierte Paarhufer** (Rinder, Schafe, Ziegen) dar, darüber hinaus können auch **Katzen, Hunde, Kaninchen und Wildtiere** (Rehe, Füchse etc.) sowie **Vögel** Reservoirwirte sein. *C. burnetii* konnte häufig auch aus Arthropoden, Läusen, Milben, Fliegen sowie über 40 Zeckenspezies isoliert werden – letztere sind zugleich Reservoir und wichtige Vektoren.

Infektionsweg

C. burnetii wird hauptsächlich durch **Inhalation infektiösen Staubes oder direkten Kontakt zu infizierten Tieren** übertragen. Die infizierten Tiere sind meist nur subklinisch erkrankt. Während einer Gravidität wird die Infektion reaktiviert, vor allem die **Gebärmutter** und die **Milchdrüse** können den Erreger beherbergen. Daher sind besonders Geburtsprodukte sowie die damit kontaminierten Neugeborenen für den Menschen potenziell hoch infektiös. Menschliche Infektionen durch Inhalation von Staub, der *C. burnetii* enthält, wurden bis zu 2 km entfernt von infizierten Tierherden verzeichnet. Bei der indirekten Übertragung über längere Strecken spielt auch kontaminierte Kleidung eine Rolle.

Zecken (in Deutschland gewöhnlich *Dermacentor marginatus*) spielen durch Übertragungsvorgänge zwischen **Haus- und Wildtieren** eine wichtige Rolle im Infektionszyklus. Für die direkte Infektion des Menschen sind sie jedoch nicht bedeutsam. Das Verarbeiten von Fleisch- oder anderen tierischen Produkten kann durch direkten Kontakt ebenfalls zu Infektionen führen. Eine **Übertragung durch Nahrungsmittel** (Rohmilch, Rohmilchkäse) ist möglich, spielt im Infektionsgeschehen aber eine eher untergeordnete Rolle. Eine **horizontale Mensch-zu-Mensch-Übertragung** von Q-Fieber wurde nur selten beschrieben, beispielsweise bei Kontakt mit infizierten gebärenden Frauen, nach Bluttransfusionen oder Knochenmarktransplantationen oder bei einer Autopsie. Da *C. burnetii* sich auch in der menschlichen Plazenta vermehrt, kann es zur vertikalen Übertragung auf den Feten kommen.

Inkubationszeit

Die Inkubationszeit beträgt in der Regel zwei bis drei Wochen, ist abhängig von der Infektionsdosis und verkürzt sich bei massiver Exposition.

Dauer der Ansteckungsfähigkeit

Die Übertragung von einem Menschen mit einer floriden *C. burnetii*-Infektion auf einen anderen Menschen ist auf seltene Ausnahmefälle beschränkt (siehe unter Infektionsweg).

2 Bakterielle Erreger von Lebensmittelinfektionen

Vorkommen

Q-Fieber ist eine mit Ausnahme von Neuseeland und der Antarktis **weltweit verbreitete Zoonose**. Gefährdet sind insbesondere Personen, die engen Umgang mit Tieren haben (z. B. Schlachter, Tierfellverarbeiter, Tierhalter, veterinärmedizinisches Personal). Es besteht auch eine Gefährdung für Laborpersonal, die durch Laborinfektionen belegt ist. Q-Fieber-Epidemien treten vor allem in ländlichen Gebieten oder Randlagen der Städte auf. Durch die Möglichkeit einer Übertragung auf dem Luftweg über weite Distanzen kann bei Ausbrüchen in Tierpopulationen auch die Bevölkerung in der Umgebung gefährdet sein.

Die in **Deutschland** gemeldeten Erkrankungen haben – insbesondere seit 1995 – zugenommen. In den Jahren 2001 und 2002 wurden insgesamt 293 bzw. 191 Fälle von Q-Fieber an das RKI übermittelt (0,36 bzw. 0,23 Erkrankungen pro 100.000 Einwohner), 76 % bzw. 41 % der gemeldeten Fälle traten im Rahmen von Häufungen auf. Ein **vermehrtes Auftreten wurde im Frühjahr 2008** beobachtet. So wurden von Januar bis Mai 2008 bereits 170 Q-Fieber-Fälle an das RKI übermittelt (2009: insgesamt 191). Unmittelbare Ursachen für den Anstieg der Fallzahlen sind nur schwer zu benennen. **Milde Winter** tragen zur **Erhöhung der Zecken- und Nagetierpopulation** bei. Hohe Erkrankungszahlen für andere nagetierassoziierte Erkrankungen im Jahr 2007 (z. B. Hantavirus, Leptospirose, Tularämie) dürften dieses bestätigen.

Krankheitsbild

Rund 50 % aller Infektionen verlaufen **asymptomatisch oder mit milden grippeähnlichen Symptomen** und heilen spontan in ein bis zwei Wochen aus. Die akute Infektion beginnt meist mit hohem Fieber, Schüttelfrost, Muskelschmerzen und ausgeprägten Stirnkopfschmerzen. Im weiteren Verlauf kann eine **Pneumonie** oder eine **Hepatitis** auftreten. Seltener kommt es zu Infektionen anderer Organe (Herz, Zentralnervensystem). Bei Infektionen oder reaktivierten Erkrankungen in der **Schwangerschaft** kann es zum Abort oder zur Frühgeburt kommen. Das Risiko für einen Abort scheint bei einer Primärinfektion im ersten Drittel der Schwangerschaft besonders hoch zu sein: In etwa 1 % aller Infektionen entsteht eine chronische Infektion. Der Erreger kann in vielen Organen persistieren. Die häufigste Organmanifestation ist die Q-Fieber-Endokarditis, die aber fast nur bei vorher bestehender Herzklappenerkrankung oder bei Immunsuppression entsteht.

Die Erkrankung hinterlässt eine **lang andauernde sowohl zelluläre als auch humorale Immunität**; dennoch kann der Erreger unter Umständen in Makrophagen überleben. Dieses erklärt auch, warum es zu einer Reaktivierung der Krankheit kommen kann, beispielsweise während der Schwangerschaft oder bei Immunsuppression.

Diagnostik beim Menschen

Bei **Verdacht auf Q-Fieber** ist ein gezieltes Erheben der Vorgeschichte wichtig. Bei sporadischen Erkrankungsfällen ist es häufig nicht einfach, die Diagnose zu stellen. Bei Fieber unklarer Genese gehört Q-Fieber in die Differenzialdiagnose. Eine klinische oder klinisch epidemiologische Verdachtsdiagnose kann durch **serodiagnostische Verfahren** mittels Nachweis von Antikörpern (gegen Coxiellen-Ag Phase II sowie gegen Phase I) auch labordiagnostisch gesichert werden. Bei der akuten Erkrankung bilden sich in erster Linie Antikörper gegen das Phase-II-Antigen; Anti-Phase-I-Antikörper in hohen Titern sind für einen chronischen Verlauf typisch.

Unter den **serologischen Verfahren ist die Komplementbindungsreaktion (KBR)** nach wie vor verbreitet. Modernere Methoden sind unter anderem der **ELISA**, bei dem eine Differenzierung in verschiedene Antikörperklassen möglich ist. Hier werden etwa zwei Wochen nach der Infektion IgM-Antikörper gegen Phase II nachweisbar, die für etwa drei Monate persistieren. IgG-Antikörper werden ab dem zweiten Monat nach der Infektion gebildet. In **Speziallaboratorien kann auch ein Erregernachweis mittels Zellkultur oder Nukleinsäurenachweis (PCR)** erfolgen. In Biopsiematerial kann der Erreger mittels der Immunfluoreszenz oder elektronenmikroskopisch nachgewiesen werden. *C. burnetii* ist als Erreger in die **Sicherheitsstufe 3** eingestuft.

Nachweis in Lebensmitteln

Das Arbeiten mit *C. burnetii* erfordert besondere Sicherheitsvorkehrungen. Der Erregernachweis ist **Speziallaboratorien** vorbehalten (z. B. Anzüchtung im bebrüteten Hühnerei).

Therapie

Mittel der Wahl bei akutem Q-Fieber ist die Gabe von Doxycyclin über einen Zeitraum von zwei bis drei Wochen. Die Behandlung kann in speziellen Fällen mit Clarithromycin oder einem Fluorochinolon der Gruppe 3 oder 4 kombiniert werden. Bei Meningoenzephalitis kommen alternativ Chinolone oder Chloramphenicol in Betracht. Bei chronischen Infektionen und bei Behandlung von Risikopersonen gelten besondere Regelungen bzw. Vorsichtsmaßnahmen.

Präventiv- und Bekämpfungsmaßnahmen

Voraussetzung für die Maßnahmen der Verhütung und Bekämpfung dieser Infektion beim Menschen ist das **rechtzeitige Erkennen von Infektionen bei Nutztieren**. Eine erfolgreiche Prävention muss direkte Kontakte zu infizierten Tieren oder von ihnen ausgehende Kontaminationen ausschließen. Ein großer Teil der präventiven Maßnahmen liegt im Verantwortungsbereich der Veterinärmedizin. Einige wichtige – auf Praxiserfahrungen beruhende – Empfehlungen zur Bekämpfung von Q-Fieber-Ausbrüchen sind u. a.:

- Die Kontamination der Umgebung mit Geburtsprodukten von möglicherweise infizierten Tieren sollte minimiert werden, um eine **Luftübertragung der hoch infektiösen Materialien** zu verhindern.

- Die **Nachgeburten und Totgeburten** sollten in geschlossenen, flüssigkeitsundurchlässigen Behältnissen gesammelt und durch Tierkörperbeseitigungsanstalten entsorgt werden. Nach Abholung der Tierkörperteile durch die Tierkörperbeseitigungsanstalt ist der Behälter unverzüglich zu reinigen und mit einem von der Deutschen Veterinärmedizinischen Gesellschaft (DVG) geprüften Desinfektionsmittel auf Aldehydbasis (mindestens 5-%-ige Lösung) zu desinfizieren.

- Vorherige **zeckenwirksame Ektoparasitenbehandlung bei Tieren** auf Ausstellungen.

- In „**Streichelzoos**" sollten die dort gehaltenen Schafe aufgrund des engen Kontaktes jährlich serologisch auf Antikörper gegen *C. burnetii* untersucht werden.

- Tiere, die auf Ausstellungen oder durch Besuchergruppen in erhöhtem Maß direkten Kontakt zur Allgemeinbevölkerung haben, sollten vorher serologisch auf *C. burnetii* getestet werden.

- Neuere Studien haben gezeigt, dass die Erhitzung von lediglich gelagertem, gestapeltem oder gepacktem Festmist oftmals nicht ausreichend hoch ist, um Krankheitserreger zu inaktivieren. Daher wird zur Abtötung von Keimen in Festmist u. a. generell das Aufsetzen von Düngerpackungen unter der Verwendung von Branntkalk empfohlen. Stallungen sollten desinfiziert werden (10 bis 20-%-ige Chlorkalklösung, 1-%-ige Lysollösung oder 5-%-ige Wasserstoffsuperoxidlösung.

- In Gebieten mit einer Zunahme der Q-Fieber-Erkrankungen sollte eine systematische Erfassung der Durchseuchung der Tierherden angestrebt werden.

- In Gebieten mit einer Zunahme der Q-Fieber-Erkrankungen ist die systematische Untersuchung von Nachgeburten bzw. Totgeburten, bei Schafherden bzw. Rinderherden zu empfehlen.

Eine **Impfung** sowohl für beruflich exponiertes Personal (z. B. Tierärzte, Labor- und Schlachthofarbeiter) als auch für Tiere steht in einigen Ländern zur Verfügung, ist in Deutschland jedoch nicht zugelassen.

Eine **Pasteurisierung zerstört die Erreger zuverlässig**. Tätigkeiten, die mit einem erhöhten Q-Fieber-Risiko einhergehen, sind das Halten von Schafen oder Rindern, das Schlachten, die Milch- und Fleischverarbeitung und Tätigkeiten in der Veterinärmedizin. Personen, die in diesen Bereichen tätig sind, sollten auf *C. burnetii*-Antikörper untersucht werden. Seronegativen Personen, die Umgang mit infizierten Beständen haben, wird empfohlen, bei Tätigkeiten mit erhöhter Infektionsgefahr (z. B. Reinigungsarbeiten) Schutzkleidung, insbesondere eine Schutzmaske zu tragen. An die Dekontamination der Schutzkleidung und deren strikter Trennung von der Alltagskleidung ist zu denken.

Meldepflicht nach dem Infektionsschutzgesetz (IfSG)

Nach § 7(1) IfSG ist der direkte oder indirekte Nachweis von *C. burnetii* meldepflichtig, sofern der Nachweis auf eine akute Infektion hinweist. Nicht meldepflichtig ist der Krankheitsverdacht, definiert als klinisches Bild ähnlich dem Q-Fieber ohne labordiagnostischen Nachweis und ohne Nachweis eines epidemiologischen Zusammenhangs.

Tierseuchenrechtliche Regelungen

Für Q-Fieber besteht Meldepflicht nach der Verordnung über meldepflichtige Tierkrankheiten bei Rind, Schaf und Ziege.

Beratung und Spezialdiagnostik

Konsiliarlaboratorium für *Coxiella burnetii*: Landesgesundheitsamt Baden-Württemberg, Nordbahnhofstr. 135, 70191 Stuttgart, Tel.: 0711/904-39301, Fax: 0711/904-39304

Literaturhinweise

Bundesinstitut für Risikobewertung (BfR): www.bfr.bund.de (Suchpunkt: *Coxiella burnetii*)

FEHLHABER, K.; KLEER, J.; KLEY, F. (Herausgeber): Handbuch Lebensmittelhygiene (Loseblattsammlung). Behr's Verlag Hamburg. Grundwerk 2005

HELLENBRAND, W.; PETERSEN L.; BREUER T.: Epidemiology and prevention of Q fever in Germany; 1947–1999. Emerging Infectious Diseases 2000; 7: 789–796

Robert Koch-Institut (RKI): Ein Q-Fieberausbruch im Hochsauerland und Nordhessen. Epidemiologisches Bulletin 2001; 26: 187–189

Robert Koch-Institut (RKI): Infektionskrankheiten A–Z (www.rki.de). Dort weitere Literaturangaben

Robert Koch-Institut (RKI): Q-Fieber: Hinweis auf mögliche Komplikationen und Folgen. Empfehlungen zur Prophylaxe bei Personen mit besonderen gesundheitlichen Risiken. Epidemiologisches Bulletin 2003; 28: 216–217

Robert Koch-Institut (RKI): Ratgeber Infektionskrankheiten – Merkblätter für Ärzte. Q-Fieber. Epidemiologisches Bulletin 2002; 37: 313–316

Robert Koch-Institut (RKI): Situationsbericht reiseassoziierte Erkrankungen im Jahr 2008. Epidemiologisches Bulletin 39/09

Robert Koch-Institut (RKI): Q-Fieber: Vermehrtes Auftreten im Frühjahr 2008. Epidemiologisches Bulletin 25/08

2.2 Grampositive Bakterien

2.2.1 *Listeria monocytogenes* – Listeriose

Erreger

Bakterien der Gattung *Listeria* (L.) sind grampositive, bewegliche, nicht Sporen bildende, katalasepositive und fakultativ anaerobe Stäbchen. Unter sieben *Listeria*-Spezies ist **L. *monocytogenes* die weitaus bedeutendste human pathogene Spezies**; *L. seeligeri* und *L. ivanovii* sind nur bei wenigen menschlichen Erkrankungen nachgewiesen worden. *L. innocua, L. welshimeri* und *L. murrayi* (Syn. *L. grayi*) gelten als apathogen.

Die Spezies *L. monocytogenes* lässt sich in 13 Serovare unterteilen (Serotypie), von denen vorrangig nur drei mit Erkrankungen des Menschen assoziiert sind: Serovar 4b, Serovar 1/2a und Serovar 1/2b. Als **Pathogenitätsmerkmale** wurden verschiedene Faktoren der Invasion und intrazellulären Vermehrung sowie die Hämolysebildung identifiziert. Die **Hämolysebildung** gilt als phänotypisch wichtigstes Erkennungsmerkmal pathogener *L. monocytogenes*-Stämme. Zur weiteren **Subdifferenzierung** von *L. monocytogenes* – insbesondere für epidemiologische Zwecke – ist gegenwärtig die Pulsfeldgelelektrophorese (PFGE) als Standardmethode eingeführt. Aber auch die anderen Serovare von *L. monocytogenes* dürfen nicht außer Acht gelassen werden. So hat beispielsweise Serovar 3 zu einem Ausbruch nach dem Verzehr von kontaminierter Butter geführt.

Listerien stellen nur **geringe Nährstoffanforderungen**. Der Temperaturbereich, in dem sich *L. monocytogenes* vermehren kann, reicht bei ansonsten optimalen Wachstumsbedingungen von -0,4 bis +45 °C. Die Vermehrung bei **Kühltemperaturen** hängt von anderen Faktoren wie dem Vorhandensein einer kompetitiven Flora, insbesondere Bacteriocin produzierenden Laktobazillen, dem pH-Wert und der Salzkonzentration des Milieus, beispielsweise des Lebensmittels, ab. Eine Vermehrung kann im pH-Bereich von 4,4 bis 9,4 stattfinden. Die Keime können wie die meisten Bakterien bei einer Lagerung im Gefrierbereich lange Zeit überleben. Minimaler a_w-Wert: 0,92. *L. monocytogenes* besitzt eine **geringe Hitzeresistenz** (Vollmilch: $D_{71,7\,°C}$ = 2,7 bis 4,1 Sekunden, z = 8 °C).

L. monocytogenes ist ein fakultativ pathogener Erreger („**Opportunist**"), der häufig in Tieren vorkommt, jedoch auch außerhalb des tierischen Organismus überleben und sich vermehren kann. Im infizierten Tier oder Menschen kann sich

L. monocytogenes intrazellulär vermehren. Die Bakterien können direkt von einer Wirtszelle in die Nachbarzelle vordringen, ohne dass sie dabei im extrazellulären Milieu erscheinen müssen. Praktisch bedeutsam ist vor allem das Eindringen und Vermehren in Epithelzellen. Dadurch können Listerien anatomische Barrieren (Haut, Schleimhaut) vergleichsweise leicht überwinden.

Infektion und Erkrankung sind von der aufgenommenen Anzahl der Erreger abhängig. In Einzelfällen haben möglicherweise bereits **wenig mehr als 100 Listerien pro g Lebensmittel** Erkrankungen ausgelöst. In der Mehrzahl der Fälle dürfte die erforderliche Infektionsdosis allerdings deutlich höher liegen. Käse, der zu Erkrankungen geführt hat, enthielt 10^3 bis 10^4 *L. monocytogenes*/g.

Reservoir und Infektionswege

Listerien sind im landwirtschaftlichen Bereich weit verbreitet (**„ubiquitär"**). Die Bakterien werden hier häufig im **Tierfutter**, besonders in verdorbener Silage gefunden. *L. monocytogenes* kann auch im Kot von Tieren und sogar im Stuhl gesunder Menschen nachgewiesen werden.

Eine **Kontamination von Lebensmitteln** mit Listerien kann auf verschiedenen Stufen der Gewinnung und Bearbeitung erfolgen. Insbesondere Lebensmittel tierischer Herkunft wie **Rohmilch** und **rohes Fleisch** können während der Gewinnung, beispielsweise beim Melken oder beim Schlachten und auch über die Umwelt kontaminiert werden. Bei Lebensmitteln, die aus oder mit rohem Fleisch oder Rohmilch hergestellt werden, ist daher nicht auszuschließen, dass bereits das Ausgangsmaterial Ursache für ein Vorkommen von Listerien im Endprodukt ist. Die Verarbeitung und Behandlung der kontaminierten Rohstoffe führt nicht immer zu einer Abtötung der Bakterien, beispielsweise bei **Rohmilchweichkäse, Rohwurst** oder **Hackfleisch**.

Listerien sind häufig auch in Lebensmittel verarbeitenden Betrieben zu finden und als sog. **Hauskeime** gefürchtet. Ihre Anwesenheit kann zu einer Rekontamination auch derjenigen Lebensmittel führen, die einem Erhitzungsprozess oder einem anderen Listerien abtötenden Herstellungsverfahren unterzogen wurden. Neben einer Vielzahl tierischer Lebensmittel wie Fleisch, Fleischerzeugnisse (z. B. Wurst), Fleischzubereitungen, Fisch, Fischerzeugnisse (hauptsächlich Räucherfisch), Milch und Milchprodukte (insbesondere Käse) werden Bakterien nicht selten auch auf pflanzlichen Lebensmitteln (z. B. vorgeschnittenen Salaten) gefunden. **„Verzehrsfertige Lebensmittel"** können in Abhängigkeit von ihrer Zusammensetzung und Verarbeitung vergleichsweise häufig mit Listerien kontaminiert sein.

Die Aufnahme des Erregers erfolgt hauptsächlich durch den **Verzehr von kontaminierten tierischen und pflanzlichen Lebensmitteln**. Eine Weiterverbreitung ist ggf. auch durch gesunde Ausscheider auf fäkal oralem Weg möglich. Eine Infektionsmöglichkeit besteht prinzipiell auch durch den direkten Kontakt mit infizierten Tieren oder kontaminiertem Erdboden.

Für **abwehrgeschwächte Patienten in Krankenhäusern** besitzen Listerien als Erreger nosokomialer (krankenhausbedingter) Infektionen Bedeutung. Diese können sowohl durch Lebensmittel als auch durch Keimträger bei gesundem Personal eingeschleppt werden. Eine **Infektion von Neugeborenen** kann transplazentar (über die Plazenta), während der Geburt bei Durchtritt durch den Geburtskanal oder postnatal durch Kontakt erfolgen.

Vorkommen

Trotz des ubiquitären Vorkommens ist für die Jahre vor 2001 das Vorkommen von **Listerioseerkrankungsfällen in Deutschland** aufgrund fehlender Meldedaten nur schwer einzuschätzen. Seinerzeit wurden nur die **Neugeborenenlisteriosen** erregerspezifisch erfasst (allerdings ohne Anwendung von Falldefinitionen wie seit dem Jahr 2001). Dabei wurden etwa 30 bis 40 **konnatale Listeriosefälle** pro Jahr gemeldet. Saisonale Schwankungen wurden nicht beobachtet.

Im Jahr 2001 wurden in Deutschland mit **Einführung der Meldepflicht für** *Listeria*-**Nachweise** bei invasiven und konnatalen Infektionen nach dem Infektionsschutzgesetz (IfSG) 213 Listerioseerkrankungen übermittelt. Insgesamt wurden den **Jahren 2001 bis 2019 3.090 Listeriosen nach IfSG** übermittelt, pro Jahr im Durchschnitt 343 Fälle (Maximum 513 Fälle in 2006). Dieses entspricht einer **durchschnittlichen jährlichen Inzidenz von 0,4 Erkrankungen pro 100.000 Einwohner**. Darunter befinden sich 233 Fälle von Neugeborenenlisteriose (8 %). Das entspricht einer durchschnittlichen jährlichen Inzidenz von 3,7 Erkrankungen pro 100.000 Neugeborene. Mit Ausnahme der jungen Erwachsenen zwischen 20 und 39 Jahren, bei denen 80 % der Erkrankungsfälle auf Frauen (zumeist schwangerschaftsassoziierte Listeriosen) entfielen, waren mehr als die Hälfte der Patienten männlich: 57 % der 40- bis 59-jährigen und 60 % der Personen oberhalb 60 Jahre.

2 Bakterielle Erreger von Lebensmittelinfektionen

Von 2.763 Patienten (89 %) lagen Angaben zur **klinischen Symptomatik** vor: 801 (29 %) Meningitiden, 789 (29 %) Septikämien und 1.427 (52 %) Patienten mit Fieber (Mehrfachnennungen möglich). Weiterhin werden häufig beobachtet Abszesse, Entzündungen der Herzinnenhaut (Endocarditis) sowie Infektionen anderer Organe. Neun Prozent der Patienten waren listeriosebedingt verstorben. Neben älteren Menschen betrifft die Listeriose in Deutschland insbesondere Personen mit verminderter Immunabwehr – zumeist verursacht durch schwere Grunderkrankungen sowie Schwangere und deren Neugeborene.

Krankheitsbild

Die Aufnahme von Listerien führt unter Umständen nur zu einer lokalen Besiedlung des Magen-Darm-Traktes. Bei **immun kompetenten Menschen kommt es nur selten zu einer Infektion** und noch seltener zu einer Erkrankung, die sehr häufig als leichte, uncharakteristische fieberhafte Reaktion verläuft.

Die **Gefahr einer Erkrankung** besteht hauptsächlich für abwehrgeschwächte Personen wie Neugeborene, alte Menschen, Patienten mit chronischen Erkrankungen (z. B. Tumoren, AIDS), Personen mit Glukokortikoidtherapie, Transplantierte und Schwangere. Die Listeriose äußert sich dann mit grippeähnlichen Symptomen wie Fieber, Muskelschmerzen sowie unter Umständen auch Erbrechen und Durchfall. Es kann zur Sepsis kommen, die klinisch nicht von einer Sepsis anderer Genese unterschieden werden kann. Eine weitere wesentliche Manifestation ist die eitrige Meningitis (**Hirnhautentzündung**). Vereinzelt kommt es ausschließlich zu einer Enzephalitis (Gehirnentzündung) mit diversen neurologischen Ausfällen, Ataxie und/oder Bewusstseinsstörung. Grundsätzlich kann im Verlaufe einer Listeriose jedes Organ befallen werden.

Nach Kontakt mit infizierten Tieren oder kontaminiertem Erdboden kann es zum Auftreten von lokalen papulösen oder pustulösen **Hautveränderungen** kommen.

Bei Schwangeren verläuft die Erkrankung in der Regel unter einem relativ unauffälligen grippeähnlichen Bild. Dabei besteht die Möglichkeit eines Überganges der Infektion auf das ungeborene Kind mit der Gefahr, dass das Kind infiziert zur Welt kommt oder es zu einer Früh- oder Totgeburt kommt. Bei der **neonatalen Listeriose** werden eine **Frühinfektion** (Auftreten der Symptomatik in der ersten Lebenswoche) und eine **Spätinfektion** (Auftreten der Symptomatik ab der zweiten Lebenswoche) unterschieden. Die Frühinfektion ist durch Sepsis, Atemnotsyndrom und Hautläsionen gekennzeichnet (*Granulomatosis infantiseptica*). Säuglinge mit einer Spätinfektion werden meist zum regulären Termin geboren und nehmen den Erreger auf, während diese den Geburtskanal passieren. Sie erkranken häufig an einer Meningitis.

Inkubationszeit und Dauer der Ansteckungsfähigkeit

Da es sich nicht um eine zyklische Allgemeininfektion, sondern um eine zur Generalisierung neigende Lokalinfektion handelt, kann eine Inkubationszeit im herkömmlichen Sinne nicht angegeben werden. Im Rahmen einer Lebensmittelinfektion können sich Krankheitserscheinungen nach drei bis 70 Tagen (in der Regel nach etwa drei Wochen) entwickeln. Infizierte Personen können den Erreger über den Stuhl für mehrere Monate ausscheiden. Bei Müttern von infizierten Neugeborenen sind die Erreger in Gebärmuttersekreten (Lochialsekreten) und im Urin bis etwa sieben bis 10 Tage nach der Entbindung nachweisbar, selten länger.

Diagnostik und Behandlung beim Menschen

Labordiagnostik: Ein **Erregernachweis** kann aus Blut, Liquor, Eiter, Vaginalsekret, Gebärmuttersekret, Stuhl, Mekonium (Darmpech bei Neugeborenen) oder Gewebematerial nach Autopsie erfolgen. Die Art des Nachweises richtet sich nach der zu erwartenden Begleitflora in der Probe. Bei Material, in dem *L. monocytogenes* als Monokultur zu erwarten ist (z. B. Blut, Liquor), kann ein direkter Erregernachweis ohne Anreicherung durchgeführt werden. Wenn eine Begleitflora (z. B. Stuhl, Vaginalsekret) vorhanden ist, sollte im Rahmen des kulturellen Nachweises eine selektive Anreicherung mit Subkultur auf Selektivnährböden erfolgen.

Die angezüchteten Stämme werden **biochemisch charakterisiert und typisiert**: Abgrenzung von *L. monocytogenes* gegenüber anderen *Listeria*-Spezies durch den positiven CAMP-Test und das Verwertungsmuster der Zucker Rhamnose und Xylose, Einteilung in Serovare mithilfe von oligoklonalen spezifischen Antikörpern gegen O- bzw. H-Antigene, weitere Typisierung mit dem **genetischen Fingerprint**, in der Regel heute durch die Trennung von genomischen Fragmenten mithilfe der Pulsfeldgelelektrophorese (**PFGE**, Makrorestriktionsanalyse). Die molekularbiologische Analyse beispielsweise mithilfe von Gensonden erlaubt die Charakterisierung der Gattung *Listeria* und auch die eindeutige Zuordnung zu einer Spezies. Eine Klonalität von mehreren Isolaten lässt sich mithilfe der PFGE belegen. Ein Nachweis von Listerien in klinischem Untersuchungsmaterial ist auch mittels **PCR** möglich und hilfreich, falls ein kultureller Nachweis nicht mehr gelingt (z. B. nach antibiotischer Vorbehandlung).

Behandlung

Als **Medikament der ersten** Wahl gilt Amoxicillin oder Ampicillin hoch dosiert, kombiniert mit einem Aminoglykosid. In zweiter Linie ist Cotrimoxazol zu empfehlen. An weiteren Medikamenten sind Chloramphenicol, Makrolide und Vancomycin geeignet. Die zusätzliche Gabe von Rifampicin kann die Ausheilung fördern. Die Therapiedauer sollte angesichts der Gefahr von Rezidiven mindestens 14 Tage betragen. Trotz gezielter Therapie besteht eine relativ hohe Letalität der manifesten Listeriose (in den letzten Jahren verliefen etwa 30 % der Listerienmeningitiden tödlich). Die Eigenschaft der intrazellulären Vermehrung beeinträchtigt die Wirksamkeit vieler Antibiotika.

Nachweis in Lebensmitteln

Viele Lebensmittel haben eine ausgeprägte arteigene Mikroflora, aus der *L. monocytogenes* selektiv isoliert werden muss. Hierzu stehen **nationale Methodenvorschriften** (Amtliche Sammlung von Untersuchungsmethoden nach § 64 LFGB, L00.00-22 und L00.00-32) zur Verfügung, die auf europäischen und internationalen Normen fußen (DIN EN ISO 11290-1 und -2: 2005). Die Methoden sind auf alle Arten von Lebensmitteln (und Futtermitteln) anwendbar und werden in der Verordnung (EG) Nr. 2073/2005 als **Referenzverfahren** angegeben.

Das **horizontale Verfahren zum Nachweis von *L. monocytogenes*** umfasst folgende Schritte (vereinfacht):

1. Erste Anreicherung in einem selektiven flüssigen Anreichungsmedium mit verminderten Konzentrationen an selektiven Stoffen (Fraser-Bouillon in halber Stärke). Bebrütung 24 Stunden bei 30 °C.

2. Zweite Anreicherung in einem selektiven flüssigen Anreicherungsmedium mit vollständiger Konzentration an selektiven Stoffen und Bebrütung 48 Stunden bei 37 °C.

3. Ausstreichen auf Nährböden, Identifizierung verdächtiger Kolonien (Oxford-Agar, PALCAM-Agar) und Bebrütung 24 bis 48 Stunden bei 30 oder 37 °C.

4. Verdächtige Kolonien auf Oxford- und PALCAM-Agar (typische Form, Farbe und Hofbildung) werden ausgestrichen. An den Reinkulturen werden als Bestätigungsreaktionen die Katalasereaktion (positiv) und die Gramfärbung (grampositiv) vorgenommen.

5. Die Bestätigung von *L. monocytogenes* erfolgt aufgrund der Hämolyse (Schafblutagar), des Kohlenhydratabbaus und des CAMP-Tests.

Zur Identifizierung stehen auch alternative Verfahren zur Verfügung wie die Verwendung einer Gensonde und die biochemische Prüfung mit API *Listeria*. Auch können Impedanzverfahren, ELISA und Polymerasekettenreaktion (PCR) eingesetzt werden. Für den Nachweis von *L. monocytogenes* in der Routine wurden vereinfachte Verfahren zur qualitativen und quantitativen Bestimmung entwickelt. Bei der Auswahl verdächtiger *L. monocytogenes*-Kolonien kann die mikroskopische Untersuchung mit der Beleuchtung nach HENRY hilfreich sein.

Das horizontale Verfahren für den **Nachweis und die Zählung** von *Listeria monocytogenes* (DIN EN ISO 11290-2) umfasst

- Einwaage, Herstellung einer Ausgangssuspension und Verdünnung;
- Beimpfung (Spatelkultur) und Bebrütung;
- Zählung charakteristischer Kolonien und Bestätigung.

Als alternative Verfahren zum Nachweis von Listerien bzw. *Listeria monocytogenes* sind zu nennen

- Impedanzverfahren mit anschließender Bestätigung,
- Immunologische Verfahren zum Nachweis von Listerien allgemein oder von *Listeria monocytogenes* sowie
- PCR-Verfahren (bewährt haben sich auch kommerziell erhältliche Systeme).

Zum **Nachweis geringer Zellzahlen** (<100/g oder ml) ist das MPN-Verfahren einzusetzen, das allerdings sehr aufwendig ist. Zum **Nachweis geschädigter Listerien** (z. B. durch Hitze, Kälte, Trocknung, Säuren, Desinfektionsmittel) sind zahlreiche Methoden beschrieben.

Präventiv- und Bekämpfungsmaßnahmen

Eine Aufnahme von Listerien durch den Verzehr von Lebensmitteln kann nicht grundsätzlich ausgeschlossen werden, jedoch ist eine **Reduzierung des Expositionsrisikos** durch Hygienemaßnahmen bei der Gewinnung, Herstellung und Behandlung der Lebensmittel erreichbar.

Das **Überleben und die Vermehrung von Listerien** in Lebensmitteln können durch entsprechende Herstellungs- und Behandlungsverfahren beeinflusst werden. Kochen, Braten, Sterilisieren und Pasteurisieren töten die Bakterien ab. In Lebensmitteln, die wenig Wasser, viel Salz oder Konservierungsstoffe enthalten oder sehr sauer sind, ist eine Vermehrung nur in geringem Umfang oder gar nicht möglich. Vakuumverpackung und Kühllagerung schützen nicht vor einer Vermehrung der Erreger. Im Gegenteil kann es hierdurch bei langen Lagerzeiten zu einer selektiven Vermehrung der Listerien kommen.

Generell kommt der **Küchenhygiene** eine große Bedeutung zu. So ist das regelmäßige Händewaschen (vor Zubereitung von Speisen) eine ganz wesentliche Maßnahme zur Reduzierung einer Kontamination mit Bakterien und damit auch von Listerien. Darüber hinaus sollten Obst, Gemüse und Salate vor dem Verzehr gründlich gewaschen werden. Die Zubereitung von Fleisch und rohem Gemüse muss in der Küche auf getrennten Arbeitsflächen oder zeitlich getrennt vorgenommen werden. Diese Arbeitsflächen sollten nach Gebrauch gründlich mit einem Detergens gereinigt werden.

Einige Grundregeln, die geeignet sind, das Risiko von Lebensmittelinfektionen zu minimieren, gelten auch für Listerien:

- **Fleisch- und Fischgerichte** sollten gründlich durchgegart werden.
- **Rohmilch** sollte abgekocht werden.
- **Hackfleisch** sollte nicht roh verzehrt werden.
- **Schwangeren und abwehrgeschwächten Personen** wird angeraten, auf den Verzehr von lange (bis gegen Ende des Mindesthaltbarkeitsdatums) kühl gelagertem, vakuumverpackten **Räucherfisch** sowie von **Rohmilchkäse** zu verzichten und bei anderen Käsen die Rinde vor dem Verzehr zu entfernen.

Eine **Impfprophylaxe gegen Listeriose** ist bislang nicht verfügbar. Diese erscheint angesichts der permanenten Exposition des Verbrauchers auf der einen und der relativ geringen Erkrankungshäufigkeit auf der anderen Seite auch wenig sinnvoll.

Erkrankte Personen sollten schnellstmöglich eine effiziente Therapie erhalten. Spezielle Maßnahmen für Kontaktpersonen sind nicht erforderlich. Das zuständige Gesundheitsamt muss im Rahmen der Meldepflicht über Listerioseerkrankungen unterrichtet werden, um Ausbrüche frühzeitig erkennen und Maßnahmen zu deren Eindämmung einleiten zu können. Bei **Verdacht auf Lebensmittelinfektionen** sollte unbedingt eine **Zusammenarbeit mit den Veterinär- und Lebensmittelüberwachungsbehörden** erfolgen. Nach Möglichkeit sollten Lebensmittel aus Kühlschränken der Patientenhaushalte asserviert und durch die zuständige Stelle untersucht werden.

Meldepflicht nach dem Infektionsschutzgesetz (IfSG)

Nach § 7(1) IfSG besteht eine Meldepflicht von *L. monocytogenes* für den direkten Nachweis des Erregers aus Blut, Liquor oder anderen normalerweise sterilen Substraten sowie aus Abstrichen von Neugeborenen.

Tierseuchenrechtlicher Vorschriften

Meldepflicht der Listeriose bei Rind und Schaf nach der Verordnung über meldepflichtige Tierkrankheiten.

Literaturhinweise

BAUMGART, J.; BECKER, B.; STEPHAN, R. (Herausgeber): Mikrobiologische Untersuchung von Lebensmitteln (Loseblattsammlung). Behr's Verlag Hamburg

Bundesinstitut für Risikobewertung (BfR) in Berlin: www.bfr.bund.de. Suchpunkt: Listerien (dort weitere Literaturhinweise und Informationsquellen)

FEHLHABER, K.; KLEER, J.; KLEY, F. (Herausgeber): Handbuch Lebensmittelhygiene (Loseblattsammlung). Behr's Verlag Hamburg. Grundwerk 2005

Robert Koch-Institut (RKI): Ratgeber Infektionskrankheiten – Listeriose. www.rki.de

Robert Koch-Institut (RKI): Listerioseausbruch in Deutschland und Österreich. Epidemiologisches Bulletin 07 und 08/2010

Robert Koch-Institutes (RKI): Listerioseerkrankungen. Epidemiologisches Bulletin 15/2010

Robert Koch-lnstitut (RKI): Epidemiologisches Bulletin (mit Statistiken meldepflichtiger Infektionskrankheiten). (www.rki.de/infekt/epibull/epi.htm)

3 Lebensmittelintoxikationen

3.1 *Staphylococcus aureus* – Infektion und Intoxikation

Erreger

Staphylokokken sind allgemein als **Besiedler der Haut sowie der Schleimhäute** des Mund-Rachen-Raumes (Oropharynx) beim Menschen und bei Tieren weit verbreitet, als Infektionserreger sind sie bedingt pathogen. Die **stärkste Pathogenität** unter den bekannten Staphylokokkenspezies besitzt *Staphylococcus (S.) aureus*. Durch *S. aureus* verursachte Eutererkrankungen (Mastitiden) bei Milchrindern sind weltweit verbreitet. Sie gehören zu den ökonomisch besonders bedeutsamen Erkrankungen laktierender und nicht laktierender Kühe.

Staphylokokken sind nicht bewegliche, nicht Sporen bildende grampositive, katalasepositive Kokken, die im mikroskopischen Präparat einzeln, als Paare, als kurze Ketten oder als unregelmäßige Anhäufungen auftreten. Diese können unter verschiedenen Umweltbedingungen wachsen, am besten jedoch bei Temperaturen zwischen 30 und 37 °C. Eine **erhöhte pH-Toleranz** und **Resistenz** gegen **Austrocknung** machen sie vergleichsweise unempfindlich. Mit seltenen Ausnahmen sind Staphylokokken fakultativ anaerob.

Der Erreger besitzt eine Reihe verschiedener, der **Zellwand aufgelagerter Proteine**: Protein A (Bindung von IgG), mehrere Proteine, die an Matrixproteinen eukaryontischer Gewebe binden (z. B. Verklumpungsfaktor an Fibrinogen, Fibronektin bindende Proteine (Fnb A und B), Vitronektin bindende Proteine sowie Proteine für die Bindung an Kollagen und an Sialoprotein). *S. aureus*-Zellen können auch Polysaccharidkapseln bilden, dabei sind die „Kapseltypen" 5 und 8 weit verbreitet.

Unter den **extrazellulären Produkten,** für die eine Verbindung mit der **Pathogenität** wahrscheinlich ist, sind **Koagulase,** hitzebeständige **DNase, Hyaluronidase,** mehrere **Hämolysine** (α, β, γ, δ, ε), **Fibrinolysin** und **Leukozidine** zu nennen. Darüber hinaus können *S. aureus*-Stämme als Superantigene das Toxic Shock Syndrome Toxin-1 (TSST-1; etwa 5 bis 20 % aller Isolate) und **Staphylokokkenenterotoxine** (SEs) bilden. Neben den klassischen Enterotoxinen SEA-SEE (ca. 30 bis 40 % aller Isolate) sind in den letzten Jahren weitere Gene und zum Teil auch deren Genprodukte beschrieben worden, die potenziell als Enterotoxine bzw.

3 Lebensmittelintoxikationen

Superantigene wirken können. Seltener sind Stämme anzutreffen, die **Exfoliativtoxine** produzieren. *S. aureus* scheidet auch eine Reihe von Proteinasen aus.

Die **Resistenz von** *S. aureus* **gegen β-Laktamase-empfindliche Penicilline** (Benzylpenicillin als Testsubstanz) ist weit verbreitet (70 bis 80 % aller Isolate). Resistenz gegen andere Antibiotika tritt zumeist als Mehrfachresistenz auf, dabei überwiegend bei Methicillinresistenten *S. aureus* (**MRSA**). Der Anteil von MRSA an *S. aureus* aus Infektionen in Krankenhäusern stieg in den letzten 10 Jahren deutlich an. Die Mehrfachresistenz der MRSA schließt eine Reihe verschiedener Substanzgruppen ein und kann die **Grenze der verfügbaren Präparatepalette** erreichen. Diese epidemischen MRSA werden auch als **ST-Typen** bezeichnet.

Bestimmte **MRSA-Stämme**, die durch molekulare Typisierung gut definiert werden können, haben eine besondere Fähigkeit, sich epidemisch auszubreiten. Diese Eigenschaft der Ausbreitungsfähigkeit, die als „**epidemische Virulenz**" bezeichnet wird, charakterisiert ein komplexes Verhalten von *S. aureus*-Stämmen, die von Faktoren der Stämme selbst (Widerstandsfähigkeit, Ausstattung mit Pathogenitätsfaktoren; sog. „intrinsische Virulenz") und Faktoren ihrer Umwelt (hygienische und antibakterielle Maßnahmen) bestimmt werden. Das Maß der Ausbreitungsfähigkeit entscheidet mit darüber, ob Einzelerkrankungen oder Epidemien auftreten. Die rasche asymptomatische Besiedlung von Kontaktpersonen und die Tatsache, dass vorangegangene Besiedlung oder Infektion mit MRSA nicht vor einer neuen Infektion schützt, erhöhen die epidemische Virulenz.

Vorkommen von MRSA

MRSA in Krankenhäusern: MRSA sind weltweit verbreitet und besitzen eine große Bedeutung als Verursacher von nosokomialen Infektionen, d. h., von Infektionen, die mit Aufenthalten in Krankenhäusern oder anderen Einrichtungen in Verbindung stehen. Wie *S. aureus* allgemein, so können auch MRSA Besiedler sein. Diese Besiedlung betrifft **überwiegend hospitalisierte Patienten**, weniger häufig auch Bewohner von Alten- und Pflegeheimen. Für die **zunehmende Verbreitung** von MRSA haben Faktoren Bedeutung wie

- Selektionsvorteil der MRSA durch häufige und teilweise ineffiziente Antibiotikagabe,
- Fehler oder Inkonsequenz im Hygieneregime,
- Zunahme von MRSA-Infektionen bei prädisponierten Patienten,

3.1 Staphylococcus aureus – Infektion und Intoxikation

- Zunahme intensivmedizinischer Maßnahmen und von Implantationen synthetischer Materialien,

- Mangelnde Information der Nachfolgeeinrichtungen bei Verlegungen von MRSA-kolonisierten oder -infizierten Patienten innerhalb der eigenen Klinik oder in andere Einrichtungen.

Gegenwärtig haben die MRSA in Deutschland einen mittleren Anteil von 20,7 % an allen untersuchten *S. aureus* aus klinisch relevantem Untersuchungsmaterial.

MRSA bei der nicht hospitalisierten Bevölkerung („Community acquired cMRSA"): Diese Erreger werden überwiegend im Zusammenhang mit tief gehenden und nekrotisierenden Haut-Weichteileinfektionen isoliert Sie besitzen im Vergleich zu den im Krankenhaus assoziierten MRSA-Stämmen häufig einen **schmaleren Resistenzphänotyp**.

MRSA bei Tieren: In den letzten Jahren wurden vermehrt MRSA bei Tieren beschrieben. Dabei gibt es Berichte über Infektionen bei Kleintieren wie Hunden und Katzen, aber auch bei Pferden, während eines Aufenthalts in Tierkliniken und Tierarztpraxen. Sie litten insbesondere unter Wundinfektionen. Zum anderen wurde bei **gesunden Nutztieren, vor allem beim Schwein**, ein bestimmter MRSA-Typ nachgewiesen, der sich innerhalb der Tierbestände auszubreiten scheint. Als Erreger von Entzündungen der Milchdrüse (Mastitis), vor allem beim Rind, ist *S. aureus* hingegen seit langem bekannt. Bei diesen Erkrankungen wurden bisher jedoch selten Methicillinresistente *S. aureus* nachgewiesen.

Der **Kontakt mit besiedelten Tieren** kann zu einer Besiedlung des Menschen mit MRSA führen. Am häufigsten wurde dieses bisher beim direkten Kontakt mit **Schweinen und Kälbern** beschrieben. Da aber bei fast allen Haustierarten über Besiedlungen und Infektionen berichtet wird, kann unter Umständen von jeder dieser Tierarten eine MRSA-Besiedlung des Menschen ausgehen. Personen, die aufgrund ihres Berufes häufig Kontakt mit Schweinen haben, besitzen auch ein höheres Besiedlungsrisiko. Erkrankungsfälle mit Haut- und Wundinfektionen oder Atemwegserkrankungen mit vom Tier stammenden MRSA wurden bisher nur selten beobachtet. Über den genauen **Übertragungsweg vom Tier zum Menschen** ist wenig bekannt. In Betrieben mit MRSA-besiedelten Tieren kann der Erreger im Staub nachgewiesen werden. Ob das Einatmen aufgewirbelten Staubes eine Rolle bei der Besiedlung von Landwirten und Tierärzten spielt, ist aber bisher nicht bekannt. Haustiere wie Hunde und Katzen sind einem erhöhten Besiedlungsrisiko ausgesetzt, wenn sie in Tierkliniken behandelt werden müssen. Hier wirken dieselben Faktoren wie beim Menschen in Krankenhäusern: Wo viele Tiere mit unterschiedlichen Erkrankungen zusammentreffen, ist der Infektionsdruck hoch. Keime, die gegen häufig eingesetzte Antibiotika unempfindlich sind, besitzen gegenüber empfindlichen Keimen Vorteile und können somit weitere Tiere besiedeln und gegebenenfalls krank machen.

Bisher sind nur **wenige Fälle beschrieben, bei denen eine MRSA-Infektion des Menschen auf Lebensmittel zurückgeführt werden konnte.** In den wenigen bekannten Fällen waren die Lebensmittel durch infizierte Personen verunreinigt worden. Grundsätzlich sicher sind alle wärmebehandelten Lebensmittel wie pasteurisierte Milch, gebratenes oder gekochtes Fleisch. Allerdings dürfen die Lebensmittel nach der Wärmebehandlung nicht erneut verunreinigt werden. **Rohes Fleisch aller Tierarten** kann nach Untersuchungen aus den Niederlanden geringe Mengen von Methicillinresistenten *S. aureus* enthalten. Deshalb ist es wichtig, dass beim Umgang mit rohem Fleisch die üblichen Hygienemaßnahmen strikt eingehalten werden.

Reservoir

Für *S. aureus* als **Infektions- und Intoxikationserreger** des Menschen ist der Mensch das Hauptreservoir. Die Trägerrate, vor allem im Nasen-Rachen-Raum, variiert bei Erwachsenen zwischen 15 und 40 %. Die Trägerrate ist höher bei Personen, die häufig gegenüber *S. aureus* exponiert sind und bei denen vorübergehend oder chronisch eine Unterbrechung der Integrität der Hautoberfläche (Hautschäden) vorhanden ist. So findet sich beispielsweise bei im Gesundheitswesen tätigen Personen, Patienten mit großflächigen Wunden, Patienten mit Tracheotomien, Dialysepatienten, Diabetikern und Drogenabhängigen (i. v.) häufiger eine Besiedlung.

Für den **Lebensmittelbereich** von besonderer Bedeutung sind Staphylokokkeninfektionen der Haut (und Schleimhäute). Dieses kann zu Lebensmittelkontaminationen bei deren Verarbeitung führen.

***S. aureus*-Infektionen der Milchdrüse des Rindes** führen zu akuten und chronischen verlaufenden Mastitiden. Die Keime werden daher sehr häufig in der Rohmilch gefunden. Es wird davon ausgegangen, dass 20 bis 30 % der Isolate in der Lage sind, Enterotoxine zu bilden.

3.1 Staphylococcus aureus – Infektion und Intoxikation

Staphylokokkeninfektionen

Die durch *S. aureus* einschließlich MRSA verursachten **Infektionen** lassen sich in **lokalisierte oder generalisierte eitrige Prozesse** aufteilen. Die *S. aureus*-Stämme können vom betroffenen Patienten selbst stammen, wobei es sich dann um eine **endogene (autogene) Infektion** handelt, oder **exogen von anderen Patienten** (auch über die unbelebte Umgebung) übertragen werden. In beiden Fällen erfolgt die Übertragung durch die Hände des Pflege- und ärztlichen Personals. Bei nasaler Besiedlung kann sich der Erreger auf andere Bereiche der Haut (u. a. Hände) und Schleimhäute (z. B. Rachen) ausbreiten.

Prädisponierend für *S. aureus*-Infektionen wirken vor allem: *Diabetes mellitus*, Dialysepflichtigkeit (in beiden Fällen infolge der verminderten zellulären Abwehr), Vorhandensein von Fremdkörpern (Plastikmaterialien wie z. B. Venenkatheter, Metalllegierungen wie z. B. Gelenkersatz), Verletzungen der Haut als äußere Barriere, Immunsuppression oder bestimmte Infektionen, beispielsweise mit Influenza A-Viren.

Die **Inkubationszeit** beträgt bei Infektionen vier bis 10 Tage. Bei Personen mit einer Besiedlung kann die Krankheit auch noch Monate später entstehen. Durch Persistenz von *S. aureus* an ursprünglichen Wund- oder Operationsgebieten kann der Erreger lange latent im Körper verbleiben und nach Monaten oder Jahren zu schweren Wund- oder Allgemeininfektionen (z. B. Septikämien) führen.

Eine **Ansteckungsfähigkeit** besteht während der Dauer klinisch manifester Symptome. Die Erreger können aber auch von klinisch gesunden Personen mit einer Staphylokokkenbesiedlung übertragen werden.

Zu den **lokalisierten eitrigen Infektionen** gehören Furunkel, Karbunkel, Pyodermie, Abszesse, Empyeme, Wundinfektionen, *Otitis media*, Sinusitis, eitrige Parotitis, Mastoiditis, (sekundäre) Meningitis, Pneumonie, Osteomyelitis, Endokarditis, Sepsis, Fremdkörperinfektionen, Pyomyositis. Invasive *S. aureus*-Erkrankungen können als lokale (oberflächliche), tief gehende und systemische Infektionen auftreten.

Die durch ***S. aureus* verursachten Infektionen**, insbesondere der Haut, haben **hohe lebensmittelhygienische Bedeutung** durch die Möglichkeit der direkten oder indirekten Übertragung der Erreger auf Lebensmittel bei deren Verarbeitung und Zubereitung mit der Möglichkeit der Toxinbildung. Die Antibiotikaresistenz ist darüber hinaus ein Problem, das für den medizinischen, veterinärmedizinischen und lebensmittelhygienischen Bereich von hoher Bedeutung ist und international diskutiert wird.

Toxinvermittelte Erkrankungen

Staphylococcal Scalded Skin Syndrome (SSSS): Durch die von bestimmten S. aureus-Stämmen gebildeten Exfoliativen Toxine (ETA, ETB) wird die staphylogene Toxische Epidemische Nekrolyse (TEN; Synonym: Staphylococcal Scalded Skin Syndrome, SSSS) verursacht. Obgleich diese Erkrankungsform vorwiegend als Hospitalinfektion auftritt, ist darauf hinzuweisen, dass Toxin bildende S. aureus-Stämme auch in der gesunden Bevölkerung verbreitet sind.

Toxic Shock Syndrome (TSS, Toxisches Schocksyndrom): Diese lebensbedrohliche Infektion ist durch folgende Symptome gekennzeichnet: Fieber (über 39 °C), diffuses makulöses Exanthem, Hypotonie. TSS ist mit einem Multiorganversagen verbunden, für die Diagnosestellung „TSS" aus den nachstehenden Organsystemen drei oder mehr beteiligt sein:

- Gastrointestinaltrakt (Erbrechen, Übelkeit),

- Schleimhäute (vaginale, oropharyngeale oder konjunktivale Hyperämie),

- Nieren, Leber und Zentrales Nervensystem (ZNS) (Desorientiertheit, Bewusstseinsstörung).

Das TSS beruht auf der Superantigenwirkung des Toxic-Shock-Syndrome-Toxins (TSST-1). Es sind jedoch auch Fälle bekannt, in denen es durch Enterotoxin B oder C (ebenfalls Superantigene) ausgelöst wurde. An TSS erkranken fast immer jüngere Personen, im späteren Erwachsenenalter besitzen mehr als 90 % aller Menschen Antikörper gegen TSST-1. Etwa 92 % der bisher beschriebenen Fälle traten bei menstruierenden Frauen (Durchschnittsalter 23 Jahre, vor allem im Zusammenhang mit Tampongebrauch) auf.

Lebensmittelintoxikationen: Zur Bildung von Staphylokokkenenterotoxinen in Lebensmitteln müssen zwei Voraussetzungen erfüllt sein:

1. Das **Lebensmittel muss mit dem Erreger kontaminiert** sein. Dieses kann bereits im Bereich der Primärproduktion erfolgen. So ist bekannt, dass bei Staphylokokkenmastitiden die Milch bereits Enterotoxin enthalten kann. In der Regel ist es der Staphylokokken tragende Mensch, der direkt oder indirekt das

3.1 Staphylococcus aureus – Infektion und Intoxikation

Lebensmittel verunreinigt. Bei mangelnder Küchen- oder sonstiger Verarbeitungshygiene sind besondere Risiken gegeben.

2. Der **Erreger muss sich im Lebensmittel** vermehren. Das Erreichen von Keimzahlen von etwa $10^6/g$ ist nur unter bestimmten Milieuvoraussetzungen möglich. Da *S. aureus* keine großen Nährstoffansprüche stellt, bieten viele Lebensmittel gute Wachstumsbedingungen. Hoher Eiweiß- und Wassergehalt sowie mittlere bis warme Temperaturen wirken begünstigend.

Somit werden **Enterotoxine** überwiegend durch koagulasepositive Staphylokokkenstämme besonders dann gebildet, wenn die Erreger in Gegenwart hoher CO_2-Konzentrationen in halbfesten Medien wachsen können. Die **löslichen Enterotoxine sind thermostabil**. Im Kühlschrank bleiben die Filtrate mindestens bis zu zwei Monate wirksam. Auch gegenüber Säuren und Basen sind die Toxine relativ unempfindlich. Chemisch handelt es sich um nicht dialysierbare Eiweißkörper mit einem Molekulargewicht von 26.000 bis 29.000 Da (ellipsoide Form, zwei Domänen mit α-Helices und β-Faltblattstrukturen, eine Disulfidbindung).

Die Staphylokokken-Enterotoxine weisen eine Reihe charakteristischer Gemeinsamkeiten auf. Sie sind nicht nur hitzestabil, lösen bei Primaten Erbrechen aus und sind in hohem Maße resistent gegenüber der Aktivität von Verdauungsenzymen, sondern sie können als **Superantigene** T-Zellen unspezifisch stimulieren. Ursprünglich wurden die Enterotoxine serologisch voneinander abgegrenzt und die einzelnen Serotypen mit großen lateinischen Buchstaben versehen. Als „klassische" Staphylokokken-Enterotoxine werden häufig die **Serotypen SEA bis SEE** bezeichnet, während die vor allem im Zusammenhang mit der Superantigenforschung nachgewiesenen Enterotoxine (SEG und folgende) als „neue" Enterotoxine angesprochen werden. Ob es sich jedoch bei den Letzteren um Enterotoxine handelt, ist nicht abschließend bewiesen. Eine ursächliche Beteiligung an einigen Ausbrüchen bzw. Erkrankungsfällen konnte bisher eindeutig nur für SGH nachgewiesen werden. Um dies in der Nomenklatur der Toxine deutlich zu machen und um Missverständnissen vorzubeugen, wurde vom Internationalen Nomenklaturkomitee für Staphylokokken-Superantigene (INCSS) vorgeschlagen, neu beschriebene bzw. mutmaßliche Superantigene nur dann auch als Enterotoxine zu bezeichnen, wenn im **Affenfütterungstest** eine emetische Wirkung nachgewiesen werden konnte. Superantigene, die diese Eigenschaft nicht besitzen oder noch keinen entsprechenden unters Versuchungen unterzogen wurden, sollen als **Enterotoxin ähnliche Superantigene** (SEI = enterotoxin-like) bezeichnet werden.

Obwohl Lebensmittelvergiftungen bisher überwiegend durch Enterotoxine koagulasepositiver Stämme von *S. aureus* ausgelistet wurden, sollte die Bedeutung anderer Staphylokokken, die ebenfalls Enterotoxine bilden können, nicht unterschätzt werden. Nicht alle *S. aureus* besitzen die **Fähigkeit zur Enterotoxinbildung**. Das enterotoxische Agens lässt sich durch Erhitzen von den Kulturfiltraten abtrennen. **Hämolysine** werden dagegen durch halbstündiges Kochen praktisch völlig zerstört. Versuche zur Produktion und Wirkungsweise bzw. Inaktivierung von Enterotoxinen unter definierten Milieubedingungen haben zu dem Ergebnis geführt, dass annähernd 20 bis 30 % der *S. aureus*-Stämme menschlicher Provenienz und bis zu 20 % der Erreger der bovinen Mastitis in der Lage sind, ein oder mehrere Enterotoxin(e) zu bilden.

Der **Wirkungsmechanismus der Enterotoxine** ist noch nicht vollständig geklärt. Angenommen wird eine Wirkung auf die Rezeptoren des intestinalen autonomen Nervensystems, das über Impulse Zentren im Hypothalamus stimuliert, die ihrerseits das **Krankheitsbild mit Erbrechen und Hypermotilität** des Darmes auslösen. Möglicherweise sind auch die Superantigen-Eigenschaften an der Symptomatik der Intoxikation beteiligt.

Für das **Entstehen einer Staphylokokkenintoxikation** sind einige Faktoren bestimmend:

- Für die Erkrankung sind **Keimzahlen von etwa 10^6/g** Lebensmittel erforderlich.

- Für ihre **Vermehrung** benötigen Staphylokokken Aminosäuren und B-Vitamine. Begünstigend wirken ein hoher Eiweiß- und Wassergehalt und mittlere bis warme Temperaturen.

- Für die **Enterotoxinproduktion** wurden folgende Bedingungen gefunden:
  - pH-Bereich: zwischen 4,0 und 9,3 (opt. 6,0 bis 8,0)
  - Temperatur: 6,5 bis 45,5 °C (opt. 37 bis 40 °C)
  - a_w-Wert: 0,86 bis 1,0 (opt. 0,95).

- Die meisten Lebensmittelvergiftungen werden durch den Typ A hervorgerufen.

- Durch **Kochtemperaturen werden Enterotoxine nicht zerstört**, jedoch durch Autoklaventemperaturen von 126,7 °C innerhalb von acht Minuten. Enterotoxin B wurde bei deutlich niedrigeren Temperaturen inaktiviert.

Die **Staphylokokkenzellen sind gegenüber Wärmeeinwirkung relativ empfindlich**. Diese werden durch die amtlich vorgeschriebenen Bedingungen der Pasteurisierung inaktiviert. Enterotoxine sind demgegenüber weitgehend thermoresistent.

Diagnostik

Labordiagnostik: Voraussetzung für eine spezielle Diagnostik ist der Nachweis des Erregers mittels einer Kultur, der in jedem bakteriologischen Labor leicht möglich ist. Für den Befund „MRSA" muss für das jeweilige Isolat stets sowohl die Speziesdiagnose als *S. aureus* gesichert als auch dessen Oxacillinresistenz einwandfrei nachgewiesen worden sein.

Speziesdiagnostik für *S. aureus*: Wichtig ist die Abgrenzung von koagulasenegativen *Staphylococcus* spp. Klassische **phänotypische Referenzmethoden** sind die Tests auf **Koagulase** (freies Enzym, nicht zu verwechseln mit dem Verklumpungsfaktor, Spezifität: 99,9 %) sowie auf hitzeresistente DNase (**Thermonuklease**). Als schnell durchzuführender **Agglutinationstest** (ursprünglich nur zum Nachweis des Verklumpungsfaktors entwickelt) sind Testkits verschiedener Hersteller im Handel. Da die gegenwärtig verbreiteten MRSA den Verklumpungsfaktor nicht oder nur schwach exprimieren, sind nur solche Kits geeignet, die zusätzlich Antikörper gegen Kapselpolysaccharide oder weitere, der Zellwand aufgelagerte Makromoleküle enthalten. Auch die Verfahren mittels Laborautomaten (VITEK-2, Phoenix) erzielen Ergebnisse von hoher Spezifität und Sensitivität.

Genotypische Verfahren: Referenzmethodik für die Diagnostik von Staphylokokkenspezies insgesamt ist die Sequenzierung der 16S rRNA. Einen für die Unterscheidung von Staphylokokkenspezies hinreichenden *inter*-Spezies Polymorphismus zeigt darüber hinaus das Gen für das Hitze-Schock-Protein 60 (hsp60) und für die b-Untereinheit der RNA-Polymerase (rpoB). Für die **Identifizierung von *S. aureus* mittels PCR** besitzt der Nachweis einer *S. aureus*-spezifischen Sequenz (z. B. des 16S rRNA-Gens) sowie des nuc-Gens (thermostabile Nuklease) hohe Spezifität und Sensitivität. Es wurden auch PCR-Nachweise für fem-Gene (factors essential for methicillin resistance) etabliert. Seit kurzem stehen Testkits als Makroarrays zur Verfügung, die z. T. auch den Nachweis weiterer Zielgene ermöglichen, beispielsweise von Enterotoxingenen oder einem Mupirocinresistenzgen. Die Spezifität wird mittels Gensonden entweder per DNA-EIA oder mit Blotsystemen erhöht.

Phänotypische Verfahren zur Resistenzbestimmung: Referenzmethode ist die Bestimmung der Minimalen Hemmkonzentrationen (MHK) nach DIN 58940 oder CLSI, M100-S15, MIC Testing. Der Agardiffusionstest ist nicht ausreichend sensitiv für die Bestimmung der Oxacillinresistenz (MRSA), eine Verbesserung kann durch das Verwenden von Cefoxitintestblättchen erreicht werden. Bei sachgemäßer Anwendung ergibt der Screening-Test als die Schnellmethode zum Nachweis der Oxacillinresistenz mittels Latexagglutination (monoklonale Antikörper gegen PBP2a) über 88 % Sensitivität und Spezifität. Das Mitführen von Screening-Tests (auch als Plattentest gemäß NCCLS oder als Röhrchentest) für MRSA ist beim Agardiffusionstest unerlässlich und erhöht auch die Sensitivität des Mikrobouillon-Verdünnungstests.

Genotypische Verfahren zur Resistenzbestimmung: Klassische Referenzmethode ist die PCR, die nicht nur für mecA etabliert ist, sondern auch als Multiplex-PCR zum Nachweis von acht weiteren Resistenzgenen etabliert wurde.

Typisierung von *S. aureus*: Referenzmethode („Goldstandard") ist die Analyse von SmaI-Makrorestriktionsmustern mittels Pulsfeldgelelektrophorese. PCR-basierte Typisiermethoden (Längenpolymorphismus amplifizierter Genomabschnitte) sind für eine präsumtive Typisierung geeignet, haben aber begrenzte serielle Reproduzierbarkeit und Diskriminierungsfähigkeit. Sehr gut reproduzierbare Ergebnisse, die über eine Datenbank verlässlich analysiert werden können, werden durch Sequenzierung der X-Region des spa-Gens erhalten.

Nachweisverfahren und Diagnostik im Lebensmittelbereich

1. Nachweis von *S. aureus*/koagulasepositiver Staphylokokken

Unter den in der Vergangenheit beschriebenen und auch im Labor eingesetzten Selektivmedien hat sich international der **Baird-Parker-Nährboden** durchgesetzt. Dieser enthält als selektives System Kaliumtellurit, Lithiumchlorid und Glycin sowie Pyruvat zur Erhöhung der Produktivität und zum Nachweis gestresster Zellen, darüber hinaus als diagnostisches System Eigelb und Kaliumtellurit bzw. Kaninchenplasma und Fibrinogen. **Typische Kolonien** von *S. aureus* sind auf diesem Nährboden nach 24- bis 48-stündiger Bebrütung bei 37 °C grauschwarz, glänzend, gewölbt und von einem schmalen weißen Rand und einer klaren Zone opaker Höfe (Lipasereaktion) umgeben.

Zur Bestätigung von *S. aureus* sollten eigelbpositive und eigelbnegative Kolonien mithilfe des **Koagulasetests** überprüft werden (Röhrchentest). Als Alternative zum Röhrchentest, der im Normverfahren nach § 64 LFGB (Methode L00.00-55-2004-12) vorgeschrieben ist, bietet sich bei Routinemethoden der Nachweis des **Klumpungsfaktors** an. Für dessen Nachweis sind kommerziell erhältliche Kits verfügbar.

Der **kulturelle Nachweis** von koagulasepositiven Staphylokokken (*Staphylococcus aureus* und andere Arten), der **direkte Nachweis** dieser Keime und das MPN-Verfahren sind detailliert in folgenden Standards beschrieben:

- Horizontales Verfahren mit Baird-Parker-Agar: DIN EN ISO 6888-1:199+A1: 2003 (identisch mit LFGB § 64 00.00-55:2004-12)
- Horizontales Verfahren mit Kaninchenplasma-Fibrinogen-Agar: DIN EN ISO 6888-1:199+A1:2003 (identisch mit LFGB § 64 00.00-55:2004-12)
- MPN-Verfahren für niedrige Keimzahlen: DIN EN ISO 6888-3: 2002.

Weitere Verfahren zum kulturellen Nachweis von *S. aureus* umfassen beispielsweise die **Tropfplattenmethode**, die Bestimmung koagulasepositiver Staphylokokken nach selektiver Anreicherung oder den Nachweis **lecithinasepositiver Staphylokokken** mit der Petrifilmmethode. Als **Hygienekontrollverfahren** wird ein System mit flüssigem Selektivmedium zum qualitativen Nachweis von *S. aureus* beschrieben.

Zum **Schnellnachweis von *S. aureus*** stehen ELISA-, PCR- und Gensondenverfahren kommerziell zur Verfügung.

2. Nachweis von Enterotoxinen/Thermonuklease

Die Abwesenheit von *S. aureus* noch der Nachweis geringer oder hoher Zahlen von *S. aureus* im Lebensmittel sagen etwas über die Sicherheit des Produktes aus. Allein der **Toxinnachweis** liefert einen entsprechenden Beweis. Zu „Lebensmittelvergiftungen" führen insbesondere die Enterotoxine A, C und D. Die **emetische Dosis** ist bei den einzelnen Serotypen unterschiedlich. Am stärksten wirkt **Enterotoxin A mit einer emetischen Dosis von unter 1 µg** und bei Kindern, alten Menschen oder immun geschwächten Personen können bereits 100 bis 200 ng ausreichend für eine Erkrankung sein.

Der **Nachweis der Enterotoxine** erfolgt serologisch (ELISA in unterschiedlicher Ausgestaltung). Bei den verschiedenen Methoden werden polyklonale und zunehmend monoklonale Antikörper eingesetzt. Kommerzielle Test-Kits sind verfügbar.

3 Lebensmittelintoxikationen

Da der **routinemäßige Nachweis von Staphylokokkenenterotoxinen** zeit- und kostenaufwendig ist, hat sich in vielen Fällen der Nachweis der Thermonuklease in Form eines Orientierungstests („Screening") als geeignet erwiesen. Dabei dient die Thermonuklease als Kriterium für die An- oder Abwesenheit von Toxinen. Der Nachweis kann in zahlreichen Erzeugnissen darauf hinweisen, dass sich pathogene Staphylokokken vermehrt haben und im Falle eines Enterotoxinbildungsvermögen von diesen Mikroorganismen bei geeigneten Einflussfaktoren ausreichend Enterotoxine gebildet wurden. Ein positiver Thermonukleasetest besagt jedoch nicht, dass Enterotoxine vorhanden sind, da die Bildung von Enterotoxinen und Thermonuklease nicht eng miteinander korrelieren. Darüber hinaus können auch einige Streptokokken und Bazillen Nuklease bildeten. Der Nachweis der Thermonuklease erfolgt nach entsprechender Vorbereitung der Proben in einem Toluodin-O-Agar. Der Test ist positiv, wenn um das mit dem erhitzten Extrakt beschickte Loch eine rosarote Zone zu erkennen ist. Im positiven Fall sollte ein Enterotoxinnachweis durchgeführt werden (L01.00-33: Nachweis von Staphylokokkenthermonuklease in Milch; Referenzverfahren (nach DIN 10197)). Ein positiver Thermonukleasetest besagt jedoch nicht, dass Enterotoxine vorhanden sein müssen, da Enterotoxinbildung und Thermonuklease nicht zwangsläufig miteinander korrelieren. Darüber hinaus können noch einige Streptokokken und Bazillen Nukleasen bilden.

Therapie

Für die **Behandlung von Infektionen** mit oxacillinempfindlichen *S. aureus* gelten penicillinasefeste Penicilline (z. B. Flucloxacillin) sowie Cephalosporine der ersten Generation und inhibitorgeschützte Penicilline als Mittel der Wahl, bei generalisierenden Infektionen kombiniert mit einem Aminoglykosid. Hinzuweisen ist darüber hinaus auf die neueren Chinolone (Gruppe IV), die im Vergleich zu früheren Chinolonen eine verbesserte Wirkung im grampositiven Bereich aufweisen. Für Infektionen mit MRSA sowie schwere *S. aureus*-Allgemeininfektionen sollten grundsätzlich Nicht-β-Laktamantibiotika eingesetzt werden. Hier sind Kombinationen von Glykopeptiden mit Rifampicin, mit Clindamycin oder Gentamycin (je nach Antibiogramm) indiziert.

Die Behandlung von **Intoxikationen durch Staphylokokkenenterotoxine** erfolgt im Wesentlichen symptomatisch.

3.1 Staphylococcus aureus – Infektion und Intoxikation

Vorbeuge- und Bekämpfungsmaßnahmen

Situationsgerechte Infektionskontrollmaßnahmen sind Grundvoraussetzungen, um MRSA-Übertragungen zu verhindern oder zu reduzieren. Es muss angestrebt werden, schon beim ersten bekannt gewordenen Patienten mit einer MRSA-Infektion oder -Besiedlung durch Isolierungs- und Kontrollmaßnahmen eine Übertragung auf weitere Patienten zu vermeiden. Hauptvektoren bei der epidemischen Verbreitung von MRSA sind kontaminierte oder besiedelte Hände des Personals. Das Reservoir dieser Erreger sind hauptsächlich mit MRSA besiedelte infizierte Patienten.

Im Lebensmittelbereich sind Hygienemaßnahmen einzuhalten, um eine Übertragung von *S. aureus* durch den Menschen auf die Lebensmittel zu verhindern. Eine der wichtigsten Maßnahmen zur Vorbeuge im Milchbereich ist die wirksame Bekämpfung von Staphylokokkenmastitiden des Rindes. Rekontaminationen bei der Be- und Verarbeitung von Milch/Milchprodukten sind durch Hygienemaßnahmen und den Einsatz des HACCP-Systems zu vermeiden.

Meldepflicht

Einzelne *S. aureus*- oder MRSA-Erkrankungen oder -Besiedlungen sind nicht meldepflichtig. Gemäß § 6 Abs. 3 IfSG ist jedoch das gehäufte Auftreten von Infektionen, bei denen ein epidemischer Zusammenhang wahrscheinlich ist oder vermutet wird, unverzüglich dem Gesundheitsamt als Ausbruch zu melden.

Tierseuchenrechtlich bestehen keine speziellen Vorschriften.

Beratung und Spezialdiagnostik

Diagnostik und Typisierung, Fragen zum Auftreten und zur Verbreitung von MRSA: Nationales Referenzzentrum für Staphylokokken: Robert Koch-Institut, Bereich Wernigerode, Fachgebiet Nosokomiale Infektionen, Burgstr. 37, 38855 Wernigerode, Tel.: 030/18754-4246; Fax: 030/18754-4207

Literaturhinweise

BAUMGART, J.; BECKER, B.; STEPHAN, R. (Herausgeber): Mikrobiologische Untersuchung von Lebensmitteln (Loseblattsammlung). Behr's Verlag Hamburg

Bundesinstitut für Risikobewertung (BfR): Suchpunkt: MRSA (dort weitere Literaturhinweise und Informationsquellen). www.bfr.bund.de

Bundesinstitut für Risikobewertung (BfR): Fragen und Antworten zu MRSA. www.bfr.bund.de

DINGES M. M.; ORWIN P. M.; SCHLIEVERT, P.: Exotoxins of *Staphylococcus aureus*. Clin Microbiol Rev 2000; 13: 16–34

FEHLHABER, K.; KLEER, J.; KLEY, F. (Herausgeber): Handbuch Lebensmittelhygiene (Loseblattsammlung). Behr's Verlag Hamburg. Grundwerk 2005

Robert Koch-Institut (RKI): Empfehlung zur Prävention und Kontrolle von Methicillinresistenten *Staphylococcus aureus*-Stämmen (MRSA) in Krankenhäusern und anderen medizinischen Einrichtungen. Mitteilung der Kommission für Krankenhaushygiene und Infektionsprävention am RKI. Bundesgesundheitsblatt – Gesundheitsforschung – Gesundheitsschutz 1999; 42: 954–958

Robert Koch-Institut (RKI): Methicillinresistente *Staphylococcus aureus* (MRSA) in deutschen Alten- und Pflegeheimen – zur Situation. Epidemiologisches Bulletin 2003; 19: 145–148

Robert Koch-Institut (RKI): Ratgeber Infektionskrankheiten – Staphylokokkenerkrankungen, insbesondere Infektionen durch MRSA (dort weitere Literaturhinweise). www.rki.de

Robert Koch-Institut (RKI): MRSA: Führt die weite Verbreitung der nasalen Besiedlung bei Schweinen zur Übertragung auf den Menschen? Epidemiologisches Bulletin 18/08

3.2 *Clostridium botulinum* – Botulismus (einschl. von infantilem und viszeralem Botulismus)

Ein Zusammenhang zwischen dem Verzehr verdorbener Blut- und Leberwurst und schweren Erkrankungsformen wurde bereits Anfang des 19. Jahrhunderts erkannt. Erst 1897 gelang es, die diese Erkrankung verursachenden Keime zu isolieren und zu beschreiben. Da sie vor allem in verdorbener Wurst (lat. „botulus") gefunden wurden, wurde ihnen der Name *C. botulinum* gegeben.

Erreger

Die Gattung *Clostridium* gehört zu den **obligat anaeroben Sporenbildnern**. Es sind grampositive bis gramvariable oder gramnegative (ältere Kulturen) Stäbchen. Sieben Erregertypen bilden **Neurotoxine**. Diese werden mit den Buchstaben A bis G bezeichnet. Der **Nahrungsmittelbotulismus** beim Menschen wird durch die Neurotoxinserotypen A bis G hervorgerufen, die von *C. botulinum* und einigen anderen Clostridien gebildet werden. *C. botulinum* wird in vier Gruppen (I bis IV) in Abhängigkeit vom Toxintyp eingeteilt. Die Sporen von *C. botulinum* sind hitzebeständig und werden erst bei Temperaturen über 100 °C abgetötet.

Für das **Toxin A wird die tödliche Dosis für Menschen** bei oraler Aufnahme auf 0,1 bis 1,0 µg geschätzt. Die Toxine schädigen das Nervengewebe und verursachen dadurch „schlaffe Lähmungen" (im Gegensatz zu Krampflähmungen wie bei Tetanus).

Der **Botulismus bei Tieren** wird durch die Typen C und D ausgelöst. Aufgrund molekularbiologischer Untersuchungen hat sich gezeigt, dass die Art *C. botulinum* nicht eindeutig definiert ist. Dieses gilt insbesondere für die nicht proteolytischen Typen B, E und F, die möglicherweise einer neuen Art angehören. Der Typ D wird heute nicht mehr *C. botulinum* zugerechnet, sondern als *C. argentinense* bezeichnet.

Die ***Botulinum*-Toxine sind hitzeempfindlich** und werden beim Kochen nach Erreichen einer Innentemperatur von 100 °C im Lebensmittel in wenigen Sekunden inaktiviert. Bei einer Temperatur von 80 °C werden hierfür aber bereits sechs Minuten benötigt (Typ A: $D_{121\,°C} = 0,2$ Minuten, $z = 10\,°C$).

Vorkommen (Reservoir)

Die Sporen von *C. botulinum* sind in Erdreich und Meeresboden ubiquitär. Die Sporen wurden auch im Sediment von Teichen und im Darmkanal von Fischen (insbesondere Typ E) nachgewiesen. In Gemüse- und Fleischerzeugnissen ist insbesondere mit dem Vorkommen der Typen A und B zu rechnen. Aufgrund des ubiquitären Vorkommens der Sporen muss von einem häufigen Vorkommen in Lebensmitteln ausgegangen werden.

Erkrankungsfälle in Deutschland

In den letzten Jahren wurden **fünf bis 10 Botulismusfälle pro Jahr** an das Robert Koch-Institut gemeldet, darunter auch immer einige Fälle von **Säuglingsbotulismus**. Die Zahl der gemeldeten Fälle im Jahr 2009 betrug fünf. Lebensmittelvergiftungen durch *C. botulinum* sind somit relativ selten. Aufgrund der hohen **Sterblichkeitsrate** ist der Botulismus trotzdem ein ernst zu nehmendes gesundheitliches und lebensmittelhygienisches Problem.

3 Lebensmittelintoxikationen

Intoxikation und Infektion

Der **wichtigste Weg zur Erkrankung** ist die orale Aufnahme oder Inhalation von *Botulinum*-Toxinen, die unter anaeroben Bedingungen bei Temperaturen zwischen 3 und 50 °C gebildet werden können. In erster Linie sind nicht adäquat zubereitete **Konserven** (meist hausgemacht, selten industriell gefertigt) wie beispielsweise eingemachtes Gemüse, Fleisch- und Fischzubereitungen oder Ähnliches betroffen. Wenn entsprechende Nahrungsmittel vor dem Verzehr nicht ausreichend gekocht werden, kann es zu lebensbedrohlichen Intoxikationen kommen. Auch vakuumverpackte **Lebensmittel wie Räucherfisch und Wurstwaren** (beliebte Mitbringsel aus dem Urlaub) können eine Quelle für Botulismuserkrankungen sein. Besonders betroffen sind mild gesalzene und wenig abgetrocknete Produkte wie Räucherfisch oder vergleichbare Fleischerzeugnisse. Clostridien können gerade in der sauerstofffreien Umgebung einer Vakuumverpackung auskeimen, sich vermehren und Toxine bilden. Selten wurden Erkrankungen durch Toxinresorption aus mit *C. botulinum* **infizierten Wunden** beschrieben.

Der **infantile Botulismus** wird verursacht durch eine Besiedelung des Magen-Darm-Traktes von Säuglingen oder Erwachsenen mit veränderter Anatomie oder veränderter bakterieller Population des Magen-Darm-Traktes mit der Vegetativform von *C. botulinum*. Die Toxinbildung erfolgt hierbei *in vivo* („Toxi-Infektion"). Eine häufigere Quelle der *Clostridium*-Sporen bei der infantilen Form ist Honig. Obwohl betroffene Patienten häufig relevante Mengen an Clostridien und Toxinen mit dem Stuhl ausscheiden, sind bisher keine direkten Mensch-zu-Mensch-Übertragungen beschrieben worden.

Inkubationszeit

Zwölf bis 36 Stunden, teilweise jedoch auch mehrere Tage, abhängig von der aufgenommenen **Toxinmenge**. Je früher die Symptomatik beginnt, desto ausgeprägter sind die Intoxikation und die Letalität. Die Inkubationsdauer bei infantilem Botulismus ist schwer bestimmbar, da der Zeitpunkt der Aufnahme der *Clostridium*-Sporen meist unbekannt ist.

Krankheitserscheinungen

Zu Beginn der Erkrankung werden häufig Übelkeit, Durchfälle oder Obstipation beklagt. Der weitere klinische Verlauf des klassischen Botulismus ist primär gekennzeichnet von **neurologischen Manifestationen**. Die Patienten beklagen anfangs meist verschwommenes Sehen, Doppelbilder, Lichtscheu, Schluckstörungen und einen trockenen Mund. In aller Regel manifestiert sich anschließend eine symmetrische, absteigende, schlaffe Parese. Die Patienten sind bei vollem Bewusstsein und fieberfrei (erst bei komplizierenden Sekundärinfektionen entwickeln die Patienten Fieber). Die **Therapie mit Antitoxin** und die unterstützende symptomatische, intensivmedizinische Therapie sollte möglichst frühzeitig begonnen werden. Mit dieser Behandlung ließ sich die Letalität des klassischen Botulismus auf ca. 10 % senken. Die **Rekonvaleszenz** dauert meist mehrere Monate bis Jahre an. Die Symptomatik des seltenen Wundbotulismus entspricht der des klassischen Botulismus, nur der Weg der Toxinaufnahme ist unterschiedlich.

Säuglingsbotulismus

Hierbei handelt es sich um eine **besondere Erkrankungsform des Botulismus**, die als infantiler Botulismus oder Säuglingsbotulismus bezeichnet wird. Die Erkrankung beginnt typischerweise mit Obstipation, Verweigerung der Nahrungsaufnahme und Ruhelosigkeit. Mit fortschreitender Intoxikation treten Schluckstörungen, Ptosis („Herabfallen") der Augenlider und eine zunehmende muskuläre Hypotonie auf, beginnend mit dem Verlust der Kopfkontrolle. Einige Säuglinge zeigen Erstickungsanfälle. Der infantile Botulismus wird als einer der möglichen Auslöser des plötzlichen Kindstodes (5 % der Fälle in den USA) diskutiert.

Viszeraler Botulismus

Seit einiger Zeit wird von einem **chronisch verlaufenden Krankheitsbild in Rinderbeständen** berichtet, das einige Experten als spezielle Form des Botulismus ansehen und als (chronischen) viszeralen Botulismus bezeichnen. In diesem Zusammenhang wird auch die Frage der Ansteckungsmöglichkeit für den Menschen diskutiert. Bei dieser Form des Botulismus soll es sich um eine Erkrankung handeln, die durch **Besiedlung des Magen-Darm-Traktes** mit *C. botulinum* und durch dort von dem Erreger gebildetes *Botulinum*-Toxin verursacht wird. Es würde sich nach dieser These also um eine Mischung aus einer Infektion und einer Intoxikation handeln („Toxi-Infektion"). Das Krankheitsbild ist wissenschaftlich jedoch nicht gesichert. Auch andere Gründe wie Haltungs- und Fütterungsfehler kommen für die Ausbildung dieses Krankheitsbildes in Betracht. Die hohe Erkrankungsrate von 30 bis 40 % der Milchkühe eines betroffenen Bestandes und der schleichende Leistungsabfall führen zu einer hohen wirtschaftlichen Bedeutung

3 Lebensmittelintoxikationen

für die Existenz der landwirtschaftlichen Betriebe. Für das „multifaktorielle" Krankheitsgeschehen wird erheblicher Forschungsbedarf gesehen. So ist beispielsweise unklar, ob die Problematik mit **veränderten Futterbergungs- und -konservierungstechniken in der Landwirtschaft** verbunden ist oder auf die Verwendung bestimmter Düngemittel (Geflügeleinstreu!) zurückzuführen ist. Auch wird kontrovers die mögliche Bedeutung der **Verfütterung von Restmaterialien aus der Biogaserzeugung** diskutiert.

Der **Nachweis von *Botulinum*-Toxin in der Milch** einer erkrankten Kuh mit einer therapieresistenten Mastitis ist nicht belegt bzw. gesichert. Dieser jedoch noch unbestätigte Einzelbefund eines Nachweises von *Botulinum*-Toxin in Rohmilch wirft die Frage auf, ob die Gefahr der Ausscheidung dieses Toxins bei Tieren besteht, bei denen sich das Krankheitsbild des chronischen viszeralen Botulismus schleichend entwickelt, ohne dass die Tiere klinisch krank sind.

Das **Krankheitsbild eines viszeralen Botulismus ist bisher beim Menschen** nicht gesichert.

Es wird dringender Forschungsbedarf zur Pathogenese des viszeralen Botulismus als möglicherweise eigenständigem Krankheitsbild bei Mensch und Rind gesehen. Derzeit ist eine angemessene Risikoabschätzung aufgrund fehlender Daten nicht möglich.

Therapie beim Menschen

Antitoxin (trivalentes Antitoxin gegen Typ A, B und E; nach Typbestimmung evtl. Gabe von monovalentem Antitoxin), symptomatische Therapie. Ggf. chirurgische Wundversorgung und Penicillingabe. Bei infantilem Botulismus keine Antitoxingabe, ausschließlich symptomatische Therapie. Antibiose nur bei Sekundärinfektionen.

Differenzialdiagnose

Poliomyelitis, Tetanus, Tollwut, Enzephalitiden und Intoxikationen anderer Genese.

3.2 Clostridium botulinum – Botulismus

Nachweisverfahren

Die **kulturelle Anzüchtung von *C. botulinum*** sowie Durchführung des Toxinneutralisationstests mit weißen Mäusen (Mäuse-Bioassay) erfolgt nach DIN 10102:1988-06 „Mikrobiologische Untersuchung von Fleisch und Fleischerzeugnissen; Nachweis von *Clostridium botulinum* und *Botulinum*-Toxin".

Immunchemische Nachweisverfahren: Die beschriebenen ELISA-Verfahren, auch in modifizierter Form, sind für die Routinediagnostik nicht geeignet.

Genotypische Verfahren: Zahlreiche PCR-Systeme wurden entwickelt wie beispielsweise Single PCR-Verfahren, Multiplex PCR-Verfahren, Reverse Transkriptase-PCR-Verfahren (RT-PCR), Real Time- (RT-) PCR-Verfahren.

Immer noch ist der **Mäuse-Bioassay** der sog. „Gold-Standard" für den Nachweis von *C. botulinum* und *Botulinum*-Toxin.

Für die **Untersuchung von Honig** auf *C. botulinum* sind besondere Verfahren der Aufbereitung und Untersuchung notwendig (z. B. Dialyse oder Membranfiltration), jedoch existiert bisher kein allgemein anerkanntes Verfahren. Folgende Methode wird vorgeschlagen:

1. Honig auf 45 °C erwärmen und gut vermischen
2. 25 g Honig mit sterilem destillierten Wasser vermischen und in einen Dialyseschlauch füllen
3. Dialyse gegen destilliertes Wasser bei 4 °C über 24 Stunden mit mehrfachem Wasserwechsel
4. Inhalt des Dialyseschlauches mit Zusatz von gekochtem Fleisch im Wasserbad bei 80 °C für 25 Minuten erhitzen
5. Bebrütung bei 37 °C über vier Tage
6. Nach Zentrifugieren der Bouillon: Nachweis des Toxins durchführen.

Vorbeugemaßnahmen

Die Hinweise des BfR für Verbraucher zum Botulismus durch Lebensmittel umfassen folgende Maßnahmen:

3 Lebensmittelintoxikationen

- Aufgetriebene Konserven (**„Bombagen"**) sollten vorsorglich nicht geöffnet, sondern möglichst der amtlichen Lebensmittelüberwachung zur Untersuchung übergeben werden.

- Beim **Selbsteinwecken von Fleisch oder Gemüse** wie Bohnen sollten die Lebensmittel grundsätzlich doppelt erhitzt werden. Mit der zweiten Erhitzung werden dann die eventuell ausgekeimten Sporen inaktiviert. Das Gleiche gilt auch für die sogenannten Kesselkonserven von Haus- und Landschlachtungen, da hier auch bei der Erhitzung eine Temperatur von 100 °C nicht überschritten wird.

- Besondere Vorsicht ist bei **vakuumverpackten Lebensmitteln** wie Räucherfisch und Wurstwaren angebracht.

- **Honig** sollte nicht an Säuglinge unter einem Jahr verabreicht werden. Diese Warnung gilt nicht für Honig als Bestandteil von Säuglingsfertignahrung. Hier müssen die Hersteller dafür Sorge tragen, dass Verfahren angewendet werden, die die Abtötung von *C. botulinum* sicherstellen.

Meldepflicht nach dem Infektionsschutzgesetz (IfSG)

Eine Meldepflicht nach dem IfSG besteht bei Verdacht, Erkrankung und Tod.

Tierseuchenrecht

Keine speziellen Vorschriften vorhanden.

Literaturhinweise

BAUMGART, J.; BECKER, B.; STEPHAN, R. (Herausgeber): Mikrobiologische Untersuchung von Lebensmitteln (Loseblattsammlung). Behr's Verlag Hamburg

Bundesinstitut für Risikobewertung (BfR): Suchpunkt: Botulismus (dort weitere Literaturhinweise und Informationsquellen). www.bfr.bund.de

Bundesinstitut für Risikobewertung (BfR): Viszeraler Botulismus – ein neues Krankheitsbild? Stellungnahme vom 17. Februar 2004. www.bfr.bund.de

FEHLHABER, K.; KLEER, J.; KLEY, F. (Herausgeber): Handbuch Lebensmittelhygiene. Behr's Verlag Hamburg. Grundwerk 2005

Robert Koch-Institut (RKI): Ratgeber Infektionskrankheiten – Botulismus (dort weitere Literaturhinweise). www.rki.de

3.3 *Clostridium perfringens* – Infektion und Intoxikation

Clostridium (C.) perfringens ist der hauptsächliche, aber nicht der einzige Erreger des Gasbrandes des Menschen. Da die Sporen im Erdboden ubiquitär verbreitet sind, ist die Gasbrandinfektion besonders in Kriegszeiten sehr gefürchtet. Darüber hinaus kann dieser Sporenbildner an eitrigen Infektionen beteiligt sein sowie Infektionen/Intoxikationen des Darmes hervorrufen. Nachfolgend wird ausschließlich die **intestinale Toxi-Infektion** behandelt.

Erreger

Clostridium (C.) perfringens ist ein **obligat anaerobes, grampositives, katalasenegatives, unbewegliches und Sporen bildendes Stäbchen**. Aufgrund der Bildung von Toxinen werden fünf Typen unterschieden (A bis E). Für den Menschen haben die Typen A und C die größte Bedeutung. Das Protein hat ein Molekulargewicht von 36.000 Da und wird durch die sporulierenden Zellen im Darm gebildet.

Die optimale **Vermehrungstemperatur** für *C.perfringens* liegt zwischen 43 und 47 °C, die maximale Vermehrungstemperatur bei 50 °C. Auch bei 12 °C ist noch eine Vermehrung möglich. Der minimale pH-Wert für die Vermehrung liegt zwischen 5,0 und 5,5, der optimale pH-Wert zwischen 6,0 und 7,5. Der minimale a_w-Wert für die Vermehrung beträgt 0,95 (in Kochsalz- oder Saccharoselösung). Die Hitzeresistenz der vegetativen Zellen wird bei 60 °C mit wenigen Minuten (Fleisch) angegeben, die **Hitzeresistenz der Sporen** mit $D_{110\,°C}$ = 0,5 Minuten (Fleischsaft) beschrieben.

Vorkommen (Reservoir)

Die **Keime sind weit verbreitet** im Erdboden, im Intestinaltrakt von Mensch und Tier (üblicherweise 10^2 bis 10^4/g), in Fleischprodukten, Gewürzen und vielen anderen Lebensmitteln.

Krankheitserscheinungen

Durch die **Bildung des Toxins A** kommt es zu heftigen Bauchschmerzen und starken Durchfällen. Voraussetzung für eine Erkrankung ist, dass sich *C. perfringens* im Lebensmittel vermehrt und Zahlen oberhalb von 10^6/g erreicht werden. Im Magen kommt es durch die Säure zum Absterben zahlreicher vegetativer Zellen. Die überlebenden Zellen vermehren sich im Dünndarm und sporulieren dort. Die sporulierten Zellen lysieren dort und das Enterotoxin wird frei. Dieses zerstört sodann die Membranen des Darmepithels. Das **Toxin C** führt zu einer nekrotisierenden Darmentzündung. In Europa und in den USA ist nur die durch den Typ A ausgelöste Lebensmittelvergiftung von Bedeutung.

Inkubationszeit

Sechs bis 24 Stunden, im Mittel 12 Stunden.

Diagnose beim Menschen

Die Diagnose kann durch den Nachweis des Toxins im Stuhl des Patienten gestellt werden. Biologische Tests (z. B. Darmschlingentest beim Kaninchen) oder serologische Tests (ELISA) sind für Routineuntersuchungen sehr aufwendig. Die Untersuchung beschränkt sich deshalb in der Regel auf den quantitativen Nachweis der vegetativen Zellen bzw. Sporen im Stuhl und im Lebensmittel (siehe unten). Keimzahlen von über 10^6/g im Stuhl bzw. Lebensmittel weisen auf eine *C. perfringens*-Vergiftung hin.

Vorbeuge

Zur Vermeidung von Lebensmittelinfektionen müssen Kontaminationen mit den Keimen bzw. Sporen so weit wie möglich verhindert werden. Lange Warmhaltezeiten mit Temperaturen unter 65 °C und über 15 °C (Gemeinschaftsverpflegung!) begünstigen die Entwicklung des Erregers und müssen vermieden werden. Aufgrund der kurzen Generationszeiten können sich bei optimalen Temperaturen in Lebensmitteln innerhalb von zwei Stunden Keimzahlen von über 10^5/g entwickeln. Suppen, Soßen und Brühen in großen Portionen sowie große Fleischstücke sollten unmittelbar nach der Zubereitung verzehrt bzw. innerhalb von zwei bis drei Stunden auf Kühlschranktemperaturen gekühlt werden.

3.3 Clostridium perfringens – Infektion und Intoxikation

Nachweisverfahren im Lebensmittel

Der **kulturelle Nachweis** von *C. perfringens* erfolgt nach der Methode DIN EN ISO 7937:2004 „Mikrobiologie von Lebensmitteln und Futtermitteln – Horizontales Verfahren zur Zählung von *Clostridium perfringens* – Koloniezählverfahren" (EN ISO 7937: 2004). Es handelt sich hierbei um eine **Gusskultur** (Tryptose-Sulfit-Cycloserin-Agar – TSC) mit einer Bebrütung bei 37 °C, 20 Stunden, anaerob. Verwendet werden Platten, die weniger als 150 Kolonien enthalten. Es werden fünf charakteristische schwarze Kolonien ausgewählt und bestätigt. Die **biochemische Bestätigung** erfolgt mit Laktose-Sulfit-Medium oder alternativ mit dem Nitrat-Beweglichkeitsmedium und Laktose-Gelatine-Medium. Kommerziell erhältliche Bestätigungstests dürfen verwendet werden. Eine **Feintypisierung** von *C. perfringens* ist möglich mithilfe der Ribotypisierung und der Pulsfeldgelelektrophorese.

Eine **Routinemethode** zur An-/Abwesenheitsprüfung besteht in der Anzüchtung der Keime auf einem *Perfringens*-Anreicherungsmedium und einer Subkultur auf TSC-Agar. Die Bestätigung erfolgt durch Auswahl verdächtiger schwarzer Kolonien.

Ein **Nachweis von *C. perfringens* innerhalb von 24 Stunden** kann durch Bestimmung der sauren Phosphatase erfolgen: Nach Anzüchtung auf TSC-Agar mit Zusatz von Saccharose und Phenolphthaleindiphosphat (TSC-SP-Agar) wird ein Abdruck der Kolonien auf einem Rundfilter angefertigt. Nach einer Kontaktzeit von wenigen Minuten wird der Filter in eine Petrischale gelegt, in der sich Natronlauge befindet (Benetzung des Bodens). Kolonien, die sich innerhalb von 30 Sekunden rot färben, werden als *C. perfringens* gewertet. Die Natronlauge kann auch direkt auf die Kolonien getropft werden.

Als **Suchverfahren** kann auch die Impedanzmethodik eingesetzt werden: Mit dieser Methode ist ein schneller Nachweis von *C. Perfringens* möglich. So konnten innerhalb von sieben Stunden 10^2 Keime/g detektiert (und bestätigt) werden.

Infektionsschutzgesetz (IfSG) und Tierseuchenrecht

Keine speziellen Regelungen vorhanden. Nach § 6 IfSG ist jedoch von jedem behandelnden Arzt an das Gesundheitsamt der Verdacht auf und die Erkrankung an einer mikrobiell bedingten Lebensmittelvergiftung oder an einer akuten infektiösen Gastroenteritis namentlich zu melden, wenn eine Person betroffen ist, die Tätigkeiten im Sinne des § 42 IfSG ausübt bzw. wenn zwei oder mehr gleichartige

Erkrankungen auftreten, bei denen ein epidemischer Zusammenhang wahrscheinlich ist oder vermutet wird. In den **USA** wird die Häufigkeit auf 250.000 Fälle pro Jahr geschätzt.

Literaturhinweise

BAUMGART, J.; BECKER, B.; STEPHAN, R. (Herausgeber): Mikrobiologische Untersuchung von Lebensmitteln (Loseblattsammlung). Behr's Verlag Hamburg

Bundesinstitut für Risikobewertung (BfR): An Krankheitsausbrüchen beteiligte Lebensmittel (Jahre 2007 bis 2009; dort weitere Literaturhinweise und Informationsquellen). www.bfr.bund.de.

FEHLHABER, K.; KLEER, J.; KLEY, F. (Herausgeber): Handbuch Lebensmittelhygiene. Behr's Verlag Hamburg. Grundwerk 2005

Robert Koch-Institut (RKI): Ratgeber Infektionskrankheiten – *Clostridium perfringens* (dort weitere Literaturhinweise). www.rki.de

3.4 *Bacillus cereus* – Infektion und Intoxikation

Bacillus cereus gehört zur sogenannten „*Cereus*-Gruppe". Weitere Mitglieder dieser Gruppe sind *Bacillus* (*B.*) *anthracis*, *B. mycoides*, *B. pseudomycoides*, *B. thuringiensis* und *B. weihenstephanensis*. Mit Ausnahme von *B. anthracis* sind die genannten fünf Arten eng miteinander verwandt.

Erreger

B. cereus ist ein grampositives, aerobes, fakultativ anaerobes Stäbchen. Die **Endosporen** werden zentral oder terminal ohne Anschwellen der Mutterzelle gebildet. Die Fähigkeit zur Sporenbildung bedingt eine **hohe Resistenz** gegenüber Umwelteinflüssen wie Hitze und Strahlung und ermöglicht die **ubiquitäre Verbreitung des Keimes**. *B. cereus* bildet häufig eine Phospholipase C (= Lecithinase). Nicht alle Toxin bildenden Stämme zeigen jedoch diese Reaktion. Nach einer Untersuchung aus dem Jahr 1999 waren von 186 Toxin bildenden Stämmen von *B. cereus* 20 % lecithinasenegativ. Eine positive Phospholipase C-Bildung kann zudem auch bei anderen *Bacillus*-Stämmen nachgewiesen werden.

Das **Optimum der Vermehrung** liegt zwischen 25 und 37 °C, Maximum bei 60 °C, Minimum bei 10 °C (psychrotrophe Stämme = *B. weihenstephanensis* 4 °C). Der minimale **pH-Wert** für die Vermehrung liegt bei 5,0 und der minimale aw-Wert bei 0,92. Die **Hitzeresistenz** der Sporen wird mit $D_{100\,°C}$ = 5 min und der z-Wert mit 10 °C angegeben.

B. cereus produziert mehrere Toxine, die mit Lebensmittelvergiftungen (Erbrechen und Durchfall) assoziiert sind:

- Mehrere **diarrhoeische Toxine** (hitzeempfindliche Enterotoxine oder Enterotoxinkomplexe, die im Dünndarm durch vegetative Zellen gebildet werden: Hämolysin BL, nicht hämolytisches Enterotoxin und Zytotoxin.

- Ein **emetisches Toxin** (Cereulid), das im Lebensmittel gebildet wird und dessen Hitzestabilität bei 121 °C 90 Minuten beträgt. Das Krankheitsbild ähnelt eher dem einer *Staphylococcus aureus*-Vergiftung.

Die von *B. cereus* verursachten Krankheitsbilder mit dem Leitsymptom Durchfall werden heute den Lebensmittelinfektionen zugerechnet, da präformiert im Lebensmittel vorliegende Toxine ursächlich zu vernachlässigen sind. Für die Entstehung der Erkrankung spielen im Darm produzierte Enterotoxine eine entscheidende Rolle, wobei im Laufe der Jahre eine Vielzahl von Einzelproteinen und Proteinkomplexen als potenzielle Pathogenitätsfaktoren beschrieben wurden. Derzeit wird neben dem Zytotoxin K nur den aus jeweils drei Komponenten bestehenden zytotoxischen Proteinkomplexen Hämolysin BL (Hbl, Einzelkomponenten: B, L1 und L2) und dem nicht-hämolytisches Enterotoxin (Nhe; Einzelkomponenten NheA, NheB und NheC) eine enterotoxische Bedeutung zugesprochen. PCR-Studien haben gezeigt, dass bei etwa 50 % der B. cereus-Isolate die hbl- und bei mehr als 95 % die nhe-Gene nachweisbar sind. Untersuchungen zum Wirkungsmechanismus des Nhe-Komplexes haben gezeigt, dass sowohl ein NheB und NheC an die Zelle binden, während NheA für die Zelllyse verantwortlich ist. Für Hbl wird ein ähnlicher Wirkungsmechanismus vermutet.

Die **Diarrhoe-Toxine sind proteolytisch inaktivierbar**. Sie verursachen eine verstärkte Flüssigkeitsanreicherung im Darm und weitere Veränderungen bis hin zu Nekrosen. Diese Toxine sind für Versuchstiere (Mäuse) letal. Die Toxinkonzentration wird bei 80 °C in 10 Minuten stark vermindert oder bereits vollständig inaktiviert. Die **minimale toxische Dosis** wird im Regelfall erst bei einer Zelldichte von etwa 10^6/g oder ml erreicht.

Die **emetisches Form der *B. cereus*-Intoxikation** wird durch präformiert im Lebensmittel vorliegendes Toxin hervorgerufen. Dass Cereulid ist ein hitzestabiles, zyklisches Dodecadepsipeptid. Die Bildung erfolgt über eine plasmidkodierte, nicht-ribosomale Peptidsynthetase und die entsprechenden Gene sind bei etwa

2–5 % der aus Lebensmitteln isolierten *B. cereus* zu finden. Eine nennenswerte Produktion des Toxins im Lebensmittel erfolgt erst bei Temperaturen oberhalb 15 °C.

B. cereus hat somit Bedeutung in zweierlei Hinsicht:

1. **Verderb von Lebensmitteln** durch Bildung von Proteasen, Lipasen und Amylasen sowie
2. **Erkrankungen** durch die diarrhoeischen Toxine und das emetische Toxin Cereulid

Reservoir

B. cereus ist ubiquitär und kommt in Erdboden, Wasser, zahlreichen Lebensmitteln (insbesondere Cerealien), Milch und Milcherzeugnissen, Gewürzen, Gemüseerzeugnissen, Fleischprodukten und pasteurisiertem Eigelb vor.

Krankheitsbild

Die **minimale infektiöse oder toxische Dosis** liegt bei 10^4 bis 10^8/g oder ml vegetative Zellen oder Sporen. Lebensmittel, die > 10^3/g oder ml enthalten, gelten als nicht sicher.

Das **Leitsymptom der Lebensmittelintoxikation ist Erbrechen**, das eine bis sechs Stunde(n) nach Aufnahme der kontaminierten Nahrung (insbesondere von gekochtem Reis) einsetzt. Die **Diarrhoe** beginnt 10 bis 12 Stunden nach Nahrungsaufnahme (vor allem von Fleisch und Gemüse). Diese ist durch Bauchschmerzen, wässrige Durchfälle, Darmkrämpfe und Übelkeit gekennzeichnet. Die Symptome halten etwa 24 Stunden an.

B. cereus kann auch zu invasiven **Lokalinfektionen** führen, wenn die ubiquitären Sporen in Wunden oder in Augenverletzungen gelangen und dort auskeimen. Die zahlreichen Gewebe zerstörenden Virulenzfaktoren ermöglichen ein rasches Vordringen des Erregers. So können auch gasbrandähnliche Myonekrosen und schwere Augenentzündungen entstehen. Während beim durch *Clostridium perfringens* verursachten Gasbrand jedoch meist tiefere Gewebe betroffen sind, bleibt die Infektion durch *B. cereus* im Regelfall lokal bzw. oberflächlich.

Die Lebensmittelintoxikationen sind im Allgemeinen selbstlimitierend und werden symptomatisch durch Substitutionstherapie behandelt.

3.4 Bacillus cereus – Infektion und Intoxikation

Vorkommen

Der prozentuale Anteil der lebensmittelbedingten Erkrankungen durch *B. cereus* ist in den einzelnen Ländern sehr unterschiedlich. Die berechneten Erkrankungsfälle variieren in Nordamerika, Europa und Japan zwischen 0,7 und 33 % der lebensmittelassoziierten Ereignisse.

Nachweis in Lebensmitteln

Der Nachweis in Lebensmitteln (**Referenzverfahren**) kann nach der Methode 00.00.33 der Amtlichen Sammlung von Untersuchungsverfahren zu § 64 LFGB erfolgen (horizontales Verfahren zur Zählung von präsumtiven *Bacillus cereus* bei 30 °C). Als Medium dient Mannit-Eigelb-Polymyxin-Agar (MYP) im Oberflächenkulturverfahren oder im Spatelverfahren (Bebrütung bei 30 °C 18 bis 48 Stunden). Auf MYP-Agar kommt es zur Bildung rosa gefärbter Kolonien, umgeben von Präzipitathöfen. Der Nachweis beruht auf diesem Medium auf der Eigelbreaktion und der fehlenden Mannitspaltung. Diese Nachweisreaktionen haben jedoch einige Nachteile, da nicht alle *B. cereus*-Stämme Phospholipase C bilden und auch „falsch positive" Reaktionen durch andere Bazillen beobachtet werden. Vorzugsweise werden Platten aus zwei aufeinander folgenden Verdünnungen ausgezählt, die weniger als 150 Kolonien enthalten (die § 64 LFGB-Methode ist identisch mit der Methode EN ISO 7932:2004).

Die Methode nach § 64 LFGB L00.00-108:2007-04 mit einem horizontalen Verfahren zur **Bestimmung niedriger Zahlen** von präsumtiven *Bacillus cereus* mithilfe der wahrscheinlichsten Keimzahl (MPN) entspricht der Methode EN ISO 21871: 2006.

In einer **Routinemethode** kann *B. cereus* auf Polymyxin-Eigelb-Mannit-Bromthymolblau-Agar (PEMBA) durch die Bildung türkis- bis pfauenblauer Kolonien nachgewiesen werden (Spatelverfahren, 30 °C 48 Stunden).

Als Kriterien zur **Identifizierung** von Bazillen mit ähnlichen Eigenschaften werden angegeben: Hämolyse, Beweglichkeit, Penicillinempfindlichkeit. Biochemische Tests zum Nachweis von *B. cereus* umfassen Nitratreduktion (positiv), Glukose (positiv), Mannit (negativ), Arabinose (negativ) und Xylose (negativ).

Der **Toxinnachweis** kann mithilfe von kommerziell verfügbaren Testkits erfolgen, die zum Nachweis des hitzelabilen *B. cereus*-Toxins im Handel sind (Latex-Agglutinationstest und ELISA).

Vorbeuge

Aerobe Sporenbildner sind in erster Linie **„Erdbodenkeime"**. Die Verhütung der Kontamination mit Erdbodenspuren und Staub ist deshalb besonders wichtig. Viele **Gewürze** (Pfeffer!) können hochgradig mit Sporenbildnern belastet sein, die dann in die Zubereitungen gelangen. Zu empfehlen ist die Anwendung keimarmer oder keimfreier Gewürze. Sollte dieses nicht möglich sein, so muss bei ungekühlten und/oder längerfristig zu lagernden Produkten eine entsprechende hygienische Sorgfalt für die Reduktion eines Risikos sorgen. Wichtig ist die **Vermeidung von Phasen längerer Warmhaltung der zubereiteten Lebensmittel.**

Maßnahmen nach dem Infektionsschutzgesetz (IfSG)

B. cereus gehört nicht zu den nach § 7 IfSG meldepflichtigen Infektionserregern, die durch Lebensmittel übertragen werden. Nach § 6 IfSG ist jedoch von jedem behandelnden Arzt an das Gesundheitsamt der Verdacht auf und die Erkrankung an einer mikrobiell bedingten Lebensmittelvergiftung oder an einer akuten infektiösen Gastroenteritis namentlich zu melden, wenn eine Person betroffen ist, die Tätigkeiten im Sinne des § 42 IfSG ausübt bzw. wenn zwei oder mehr gleichartige Erkrankungen auftreten, bei denen ein epidemischer Zusammenhang wahrscheinlich ist oder vermutet wird.

Literaturhinweise

BAUMGART, J.; BECKER, B.; STEPHAN, R. (Herausgeber): Mikrobiologische Untersuchung von Lebensmitteln (Loseblattsammlung). Behr's Verlag Hamburg

Bundesinstitut für Risikobewertung (BfR): An Krankheitsausbrüchen beteiligte Lebensmittel (Jahre 2007 bis 2009; dort weitere Literaturhinweise und Informationsquellen). www.bfr.bund.de (Suchpunkt: *Bacillus cereus*)

FEHLHABER, K.; KLEER, J.; KLEY, F. (Herausgeber): Handbuch Lebensmittelhygiene. Behr's Verlag Hamburg. Grundwerk 2005

Robert Koch-Institut (RKI): www.rki.de (Suchpunkt: *Bacillus cereus*, dort weitere Literaturhinweise) und Epidemiologisches Bulletin (letzte Jahre)